ICUナースが書いた

補助循環の もっと 管理が できるようになる本

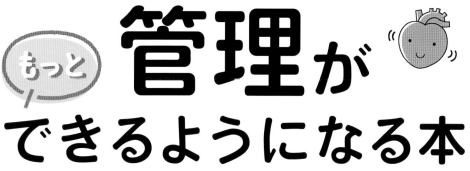

著 齋藤大輔　医学監修 山下 淳

照林社

はじめに

　私たちが日々看ている集中・救急治療を行っている患者さんの状況は、病態も治療も非常に複雑です。患者さんの予後は、病態や合併症などによって異なります。「生く」と「逝く」すなわち生死は表裏一体です。救命されたとしても、今後、大きな障害を抱えて生きていかなければならない患者さんも少なくありません。その場合、家族にも大きな影響が及びます。倫理的な場面における支援、患者さんのみならずその家族を対象にした全人的な支援など、多重課題への対応を迫られるときもあります。

　そのなかで私たち看護師は、常に「患者さんや家族を"支えること"とは何か」を自問自答し続けながら看護を実践しています。使用している医療機器のささいな変化に気づくことも、合併症の徴候を察することも、呆然とベッドサイドに立ち尽くす家族の表情変化に気づくことも、すべて"看護"の対象範囲であると私は思います。

　本書は「補助循環管理を受けている患者の病態を理解すること」そして「患者さん・家族の視点に立って考えられること」を柱とし、患者さんの体内でどのようなことが起こっているのか、それによって、どのような集中治療・集中管理が行われているのか紐解きながら、いろいろな点を結びつけて線として考えられるように編纂しました。

　この1冊で補助循環のすべてをマスターするのは難しいですが、私自身がこれまでに経験・学習を経て体得してきたことを中心にまとめています。

　本書を編纂するにあたり、数多くの方々にご指導とご助言をいただきました。ありがとうございます。

　特に、医学監修としてご指導いただいた、東京医科大学病院循環器内科CCU室長 山下淳先生には、深く御礼を申し上げます。20年という年月を経たいま、山下先生とともに「補助循環管理」に関する本を完成できたことには格別な思いがあります。心臓カテーテル室やCCUの臨床で学んだ数多くのことが、今の私自身の実践の中核でもあり、本書で語ることの基盤となっています。

　また、本書の編纂にあたり、照林社・編集部の皆さまに数多くのご支援をいただきましたことに御礼を申し上げます。

　本書が、明日からの皆さんの臨床看護実践の一助となりますよう、そして、これから皆さんと出会う患者さんやその家族が、看護ケアを通じてひとつでも多くの幸せを得られることを願っています。

2022年7月

齋藤大輔

CONTENTS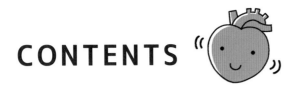

Part 3 補助循環管理に関する＋αの知識

Part 4 機器管理・ケア実践のポイント

【資料】

復習

装丁・本文デザイン:熊アート　本文DTP:GT BROS　イラスト:Panchro.

本書の特徴

- 本書は、補助循環（IABP、PCPS）管理にかかわる看護師が「自信をもってアセスメントやケアを実践できる」ようになるために、知っておきたい知識をまとめた1冊です。
- 先輩ナースが、チームで補助循環管理を行うにあたって「ここを知っておくとケアにつながる」「忘れがちな看護の視点はここ」といったポイントを、わかりやすくまとめました。
- 先輩ナースの勉強ノートを読む感覚で、ぜひ、ご活用ください。

Part2 では…　患者を全人的にとらえるために役立つ「フレームワーク」に基づいて解説！

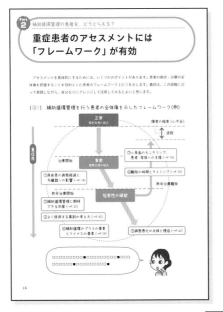

病態や解剖など、看護につながる基礎医学的な内容をわかりやすく視覚化

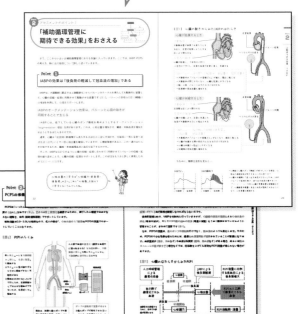

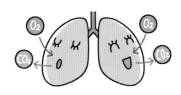

Part 1

補助循環管理で、看護師はどんな役割を担う?

「IABPやPCPSって苦手…」「手順は頭に入っているけれど、なんだか不安…」と感じている人は、多いのではないでしょうか。もしかしたら、その苦手意識は"How toは理解していても、循環に関する生理学など、基礎的な知識があやふや"だから、生じているのかもしれません。
Part1では、まず、補助循環にかかわる基本的な知識をおさえましょう。

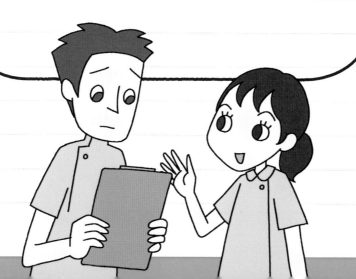

補助循環管理って、どんな患者に対して行うの？

Point 1

補助循環管理の目的は、原疾患の治療をサポートすること

補助循環管理とは、読んで字のごとく「循環を補助しながら管理すること」です。

臨床で補助循環管理を考えるときは、以下の3点をベースに考えるとわかりやすいです。

ⓐ 原疾患の深刻さ（重症度）
ⓑ 原疾患の治療内容とその奏効度
ⓒ 補助循環管理のサポート割合

補助循環管理は、ⓑでも生命的危機状況を脱することができない場合に、回復までの架け橋として位置する

　臨床では、病態の重症度や状況の緊迫感から、複雑で難しくみえてしまいがちですが、端的には「ⓐの深刻さ（重症度）に対して、ⓑのみでは生命維持が困難な場合に、付加的にⓒが行われる」とイメージすればよいでしょう。

　ここからは、重症心筋梗塞を例として、補助循環管理と看護について説明していきます。

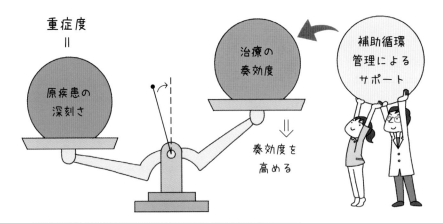

重症度
＝
原疾患の深刻さ

治療の奏効度

補助循環管理によるサポート

⇓
奏効度を高める

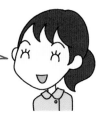

「補助循環治療」と呼ばれることもありますが、主眼はあくまで原疾患の治療で、補助循環装置の使用は全身管理の1つである、という考えのほうが正しいと思います。
なので、本書では「補助循環管理」と呼びます。

Point ❷

病態が深刻＝原疾患のため心機能の維持が困難＝生命維持も困難

重症心筋梗塞の患者をイメージしてみましょう【図1】。

病態が深刻であるということの根本は、心機能が著しく障害されているということです。すなわち、生命の維持が困難になりやすいからこそ、付加的に補助循環管理が必要になるわけです。そこで注目したいのが、体内の恒常性（ホメオスタシス）の維持です。

ホメオスタシスが破綻した状態のとき、自己心機能を「生命を最低限維持できる程度まで回復させる」ために、大動脈内バルーンパンピング（intra-aortic balloon pumping：IABP【→P.22】）や経皮的心肺補助装置（percutaneous cardiopulmonary support：PCPS*【→P.32】）による処置を施す、というのが補助循環管理の大きな目的です。

【図1】 重症心筋梗塞の病態と治療

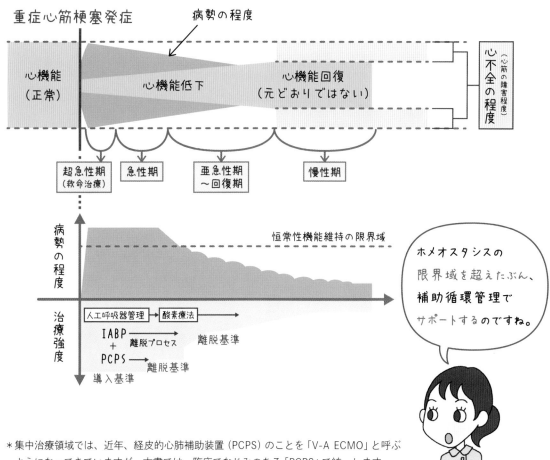

＊集中治療領域では、近年、経皮的心肺補助装置（PCPS）のことを「V-A ECMO」と呼ぶようになってきていますが、本書では、臨床でなじみのある「PCPS」で統一します。

Point 3

補助循環装置は「血流と酸素化の維持」をサポートするもの

　重症心筋梗塞などで、直接的に心臓に大きな障害を呈した場合、体内の血流と酸素化は、瞬く間に崩れてしまいます【図2】。だからこそ早期にIABPとPCPSを導入し、血流と酸素化を維持するのです【表1】。

【図2】　心臓のポンプ失調によって生じる「負の連鎖」

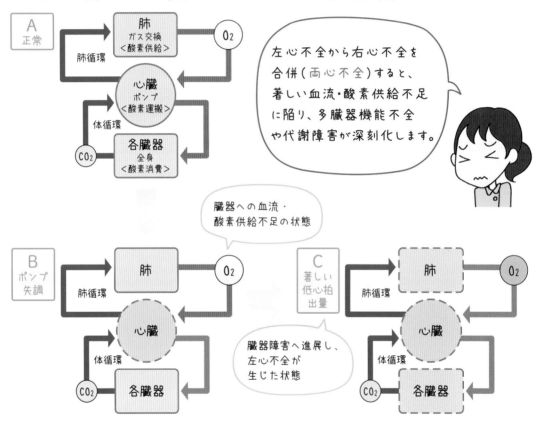

【表1】　補助循環管理の効果

補助循環の種類	循環サポート（血流の維持）	呼吸サポート（全身の酸素化の改善）	代謝の是正
IABP	圧	できない	血流増加により是正される
PCPS	流量	できる	血流の増加および酸素化改善により是正される※

※導入後に代謝が是正されない（奏効していない）ことが一番の問題になる。

体内の血流は、心臓の「ポンプとしてのはたらき」が支えている

　心臓がポンプ機能の原動力を失うと、体内循環の効率が悪化します 復習1 。つまり、肺循環では効果的な外呼吸（酸素を血液内に取り込む／二酸化炭素を排出する）が、体循環では臓器での内呼吸（酸素を供給する／二酸化炭素を引き取る）が行えなくなった状況です。

　このような状況では、いかに体内で生じる負の連鎖を進展させないよう管理するか、最低限の生命維持ができるまで回復を促しつつ合併症を起こさず管理するかが鍵となります。そこで出番となるのが、補助循環装置（IABPとPCPS）なのです。

復習 1 　肺循環と体循環

　体内では、体循環と肺循環によって、毎分4〜5L(成人男性の場合)の血液が全身を巡っています。

左心系は動脈血、右心系は静脈血を運搬する

　心臓には大きく分けて4つの部屋（左右それぞれ上方の房、下方の室）があります。血流の起点を左心房として、血液は、左心室から大動脈弁を経て体循環へ巡った後、上行大動脈を通って大動脈弓へ至り、3つの血管分岐を介して、上肢・脳循環側（頭・上肢側に流れる経路）と、下行大動脈から胸腹・下肢へと流れる経路につながります。この経路では、肺循環で酸素を多く取り込んだ血液（動脈血）が、末梢臓器・細胞へと流れていきます。これが左心系です。

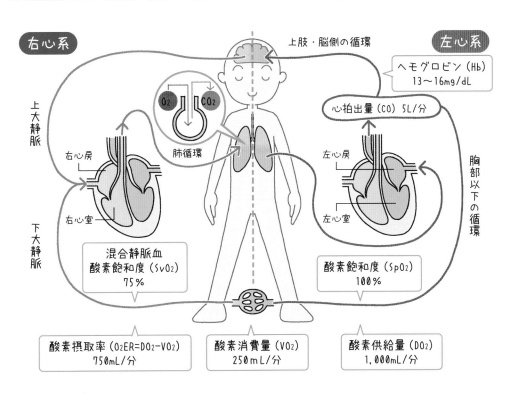

右心系	上肢・脳側の循環	左心系

ヘモグロビン（Hb）
13〜16mg/dL

心拍出量（CO）5L/分

上大静脈

右心房

右心室

下大静脈

O_2　CO_2

肺循環

左心房

左心室

胸部以下の循環

混合静脈血
酸素飽和度（SvO_2）
75%

酸素飽和度（SpO_2）
100%

酸素摂取率（$O_2ER = DO_2 - VO_2$）
750mL/分

酸素消費量（VO_2）
250mL/分

酸素供給量（DO_2）
1,000mL/分

その後、末梢臓器・細胞で酸素が消費された血液（静脈血）が右心房に戻ってきます。上肢・脳循環側の血流は上大静脈から、それ以下の体循環側の血流は下大静脈から、それぞれ右心房を経て右心室へ流れ、肺循環へと送られます。これが**右心系**です。

最重要臓器である脳の血流を担保するため、脳側の循環は緻密な構造となっている

心臓は通常、左側寄りで、右心系が表側にくるやや左回転した位置にあります。

体内の臓器のなかで最も重要な脳に、心臓から出る血流を真っ先に届けたいところですが、右側は心臓から見てやや遠い位置にあります。そのため、右側は、まずは頭・上肢への血管である腕頭動脈を出したあと、右鎖骨下・右総頸動脈に分かれます（左側は、それぞれ左総頸・左鎖骨下動脈を出します）。

脳への血流を考えた場合、動脈が1本だと、詰まったとき致命的になってしまうため、合計4本の動脈（左右の頸部動脈に加え、左右の鎖骨下動脈から分岐する椎骨動脈）が頭蓋内へ流入するようになっているのです。その延長上にはウィリス動脈輪（眼球下のあたり）があり、そこでさらなる保険として血流を再統合させてから各所に分岐していく構造となっています。

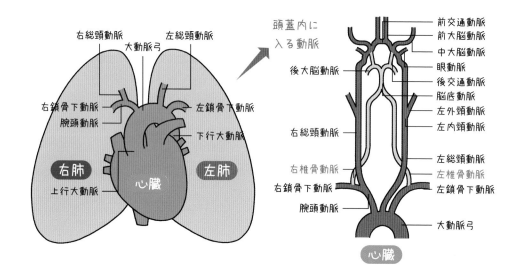

補助循環管理では、弁について理解しておくことも重要

弁の役割は、心臓が拍出する血液を効率よく、逆流させることなく運搬することです。血流の圧が低い側（静脈系）には、各所に一方弁があります。また、圧の高低に限らず、逆流しては困る主要箇所にも弁が設けられています。弁の名前は略語で表現されることも多いので、おさえておくとよいでしょう。

また、弁膜症でよく表現される「狭窄症」「閉鎖不全症」についても、併せておさえておきたいところです。

私は、狭窄症（Stenosis）は狭く（SEMAKU）なるので「S」、閉鎖不全症（Regurgitation）はビローン（BIRO-N）と伸びるので「R」と覚えています。それぞれの弁の略語を覚えておき、大動脈弁閉鎖不全症であればA＋RでAR、大動脈弁狭窄症であればA＋SでASのように用います。

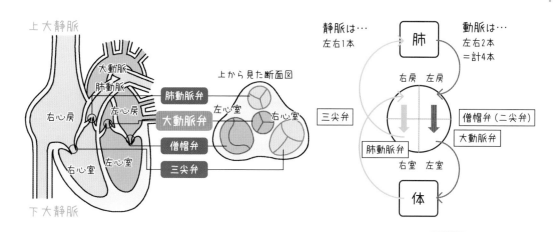

心臓の動き	血流経路	心臓の動きに合わせて開口する一方弁
収縮時	大動脈	大動脈弁：左室と大動脈の間 ★Aortic valve：動脈はAと略すので、A弁と呼ぶ
	肺動脈	肺動脈弁：右室と肺動脈の間 ★Pulmonary valve：そのまま略してP弁と呼ぶ
拡張時	上・下 大静脈	僧帽弁：左房と左室の間 ★Mitral valve：M弁とも呼ぶ 　M＝山が2つ、すなわち二尖弁と覚えるとよい
	肺静脈	三尖弁：右房と右室の間 ★Tricuspid valve：T弁とも呼ぶ。トリリンガル 　（3か国語を話す人）のT＝三尖弁と覚えるとよい

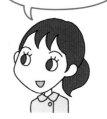

「弁の名前の数字＝肺の葉区の数」と覚えましょう。右側は3、左側は2です。

IABPは「後負荷の軽減」、PCPSは「酸素の多い血流の増加」を担う

IABPとPCPSは、補助循環管理における生命維持装置です【図3：→P. 8】。このとき、心臓にはほとんど余力がなく、有効な心拍出量（cardiac output：CO）維持が困難な状況（P. 3【図1】の超急性期）ですから、失われた機能を外的にサポートしなければなりません。ポイントは以下の2点です。

心臓機能が原疾患治療で回復する間に、
ⓐ 心負荷を最大限に取り除くこと
ⓑ 障害されている循環・呼吸を最大限に支援すること

心負荷となる前負荷や後負荷（心仕事量）を軽減して心拍出量を増加させること 復習2

酸素が多い血流を増加させること 復習3

IABPでは、主に「ⓐ心負担を最大限に取り除くこと」のうち後負荷の軽減をめざします。

PCPSは、主に「ⓑ障害されている循環・呼吸を最大限に支援すること」を担いますが、静脈血を外部に引き込み、酸素化した動脈血を戻す経路をもつため、ⓐのうち前負荷が軽減し、後負荷が増加します。

【図3】 IABPとPCPS

IABPのイメージ

後負荷（心拍出の抵抗となる要素）を減らすことで、心拍出量（CO）の維持を目指す【→P.22】

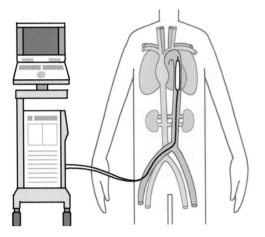

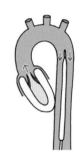

バルーンを膨らませて圧を加え、心臓の拡張を助ける

バルーンをしぼませることで陰圧がかかり、心臓の収縮を助ける

PCPSのイメージ

心拍出量（CO）の1/2程度をサポートする【→P.32】

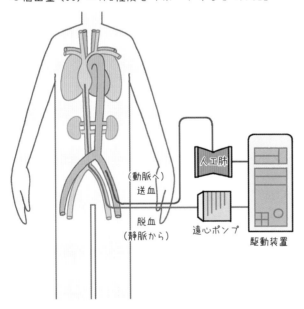

（動脈へ）送血

人工肺

脱血（静脈から）

遠心ポンプ

駆動装置

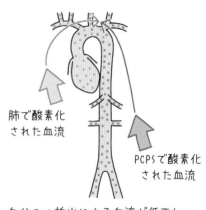

肺で酸素化された血流

PCPSで酸素化された血流

自分の心拍出による血流が低下しているので、不足したぶんの血流をPCPSによってサポートする

それぞれの効果については、後述の各論【→P.22】で詳細を述べていきます。

復習② 心拍出量維持の3要素・4要素

心拍出量 (CO) は、**前負荷**、**後負荷**、**心収縮力**、**心拍数**の調和によって維持されています。

前負荷、後負荷、心収縮力は心拍出量維持の3要素、これに心拍数を加えて4要素ともいいます。

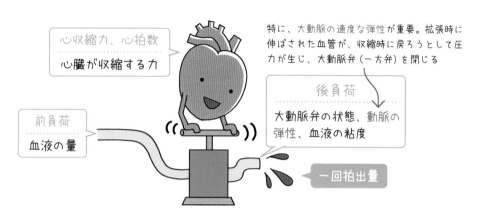

心収縮力、心拍数
心臓が収縮する力

特に、大動脈の適度な弾性が重要。拡張時に伸ばされた血管が、収縮時に戻ろうとして圧力が生じ、大動脈弁 (一方弁) を閉じる

後負荷
大動脈弁の状態、動脈の弾性、血液の粘度

前負荷
血液の量

一回拍出量

要素	特徴
①前負荷	心臓が拡張するときに心臓にかかる圧力のこと ★体内から心臓に戻ってくる血液量に比例する
②後負荷	心臓が収縮し、血液を送り出すときに抵抗となる圧力のこと ★抵抗は、主に以下の３つの要素に比例する 　①大動脈弁の状態 (抵抗はASで高く、ARで低くなる) 　②動脈の弾性 (抵抗は弾性の高低に反比例する) 　③血液粘度 (粘度に抵抗は比例する)
③心収縮力	心筋は、伸ばされれば伸ばされるほど縮む力が強くなる ★前負荷が高く、後負荷が高くなければ、最大の心拍出量を示す (ただし、限度がある) Normal　伸展力 (引く力) Ⓐ　Ⓑ　Ⓒ　バネが伸び切って戻らなくなったぶん バネの限界　バネの戻る距離　Ⓐ Ⓑ Ⓒ　バネを引っ張る力
④心拍数	心拍数の増減は、結果的に心拍出量の増減にも寄与する ★「心拍出量 (CO) ＝一回拍出量 (SV) ×心拍数 (HR) ※」で計算できるため 　➡頻脈になれば心拍数が上がるわけではなく、拍出できるための十分な前負荷量が 　　確保されないと心拍出量を維持できない (空打ちとなってしまう)

※SV (stroke volume)：一回拍出量
　HR (heart rate)：心拍数

　血液中の酸素の多くは、ヘモグロビン（Hb）と結合した状態にあります。ヘモグロビン（Hb）は4つの酸素分子をつけて、心臓のポンプ機能により生じた血流に乗って全身を巡っていきます。つまり、心臓のポンプ機能（安定した心拍出量を維持できること）は、各臓器の機能を維持するために不可欠なのです。

　このことは、以下の数式で表すことができます。この式を少し紐解いていきましょう。

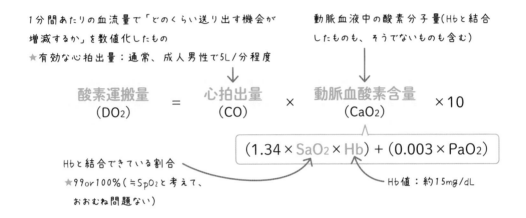

1分間あたりの血流量で「どのくらい送り出す機会が増減するか」を数値化したもの
★有効な心拍出量：通常、成人男性で5L/分程度

動脈血液中の酸素分子量（Hbと結合したものも、そうでないものも含む）

$$\text{酸素運搬量 (DO}_2) = \text{心拍出量 (CO)} \times \text{動脈血酸素含量 (CaO}_2) \times 10$$

$$(1.34 \times SaO_2 \times Hb) + (0.003 \times PaO_2)$$

Hbと結合できている割合
★99or100％（≒SpO₂と考えて、おおむね問題ない）

Hb値：約15mg/dL

　この式のポイントは「重要な要素は心拍出量（CO）、酸素飽和度（SaO₂）、ヘモグロビン（Hb）」ということです。

　なお、酸素飽和度にはガス交換能（肺で酸素を取り込む）が関係してくることと、ヘモグロビン（Hb）が酸素分子をつけやすく切り離しやすいバランスがあることも、覚えておきましょう。なお、体内が酸性（アシデミア）に傾くと、ヘモグロビン（Hb）が酸素分子をつけにくくなってしまうこともあります。

　これらが相互に代償しながら、恒常性を維持できるようにはたらきかけています。

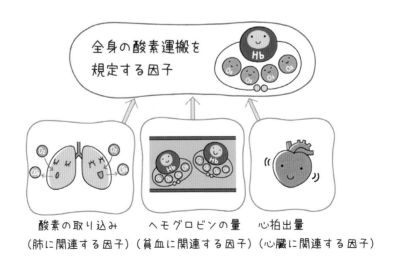

全身の酸素運搬を規定する因子

酸素の取り込み（肺に関連する因子）　　ヘモグロビンの量（貧血に関連する因子）　　心拍出量（心臓に関連する因子）

酸素供給を可能な限り守るために、代償作用がある

　酸素運搬量（DO2）の計算式で重要なのは、すべて「掛け算」になっているという点です。つまり、何かが減れば何かが代償して補おうとする関係にあるといえます。

　例えば、貧血が進んでヘモグロビン（Hb）が減った場合、ヘモグロビン（Hb）を増やすことは輸血などでしかできません。そのため「酸素を多く体内に取り込もう」と呼吸は促迫傾向に転じ、より多くの酸素を各臓器に供給する機会を増やそうとして心拍出量を上げようと頻脈に転じます【→P. 18】。これが、いわゆる体内の恒常性（ホメオスタシス）を維持しようとするはたらきです。

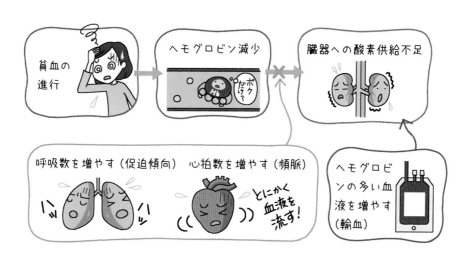

　しかし、著しい心拍出量の低下（例：重症広範囲心筋梗塞によるポンプ失調など）が生じた場合には、ヘモグロビン（Hb）量を体内で増減することもできないことから、深刻な事態に陥ります。もちろん、ヘモグロビン（Hb）に結合する酸素分子を4つ以上に増やすことも不可能です。

　心肺停止になると深刻な問題へと発展してしまう理由が、まさにこれです。

補助循環管理を行う患者と家族には、どう接する？

補助循環管理に関する成書の多くは、治療や機械的な管理に焦点が注がれています。

しかし、臨床で看護を提供するうえで重要なのは、補助循環管理を行っている患者は「生と死の狭間におかれている」ということです。この事実にどのように向き合うべきか、そして、そのなかで複雑に生じうる倫理的な側面にも注目しながら看護を実践していかなければなりません。

Point 1
補助循環管理が必要な患者と家族は複雑な心境を抱えている

補助循環管理を行う患者やその家族＊が見つめるかもしれない世界観のイメージを【図1】にまとめました。「すべてこのとおり」になるわけではありませんが、患者と家族は、生と死の狭間で複雑な思いを抱えることを、まずは理解することが大切です。

【図1】　補助循環管理を行う患者や家族の心境（イメージ）

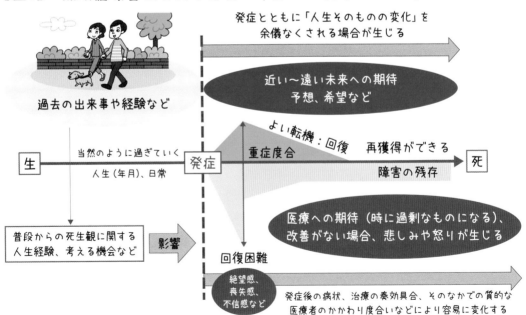

＊最近では、「家族」は「血縁関係だけ」という解釈ではなくなってきています。

特に注意が必要なのは「回復困難な状態に陥った場合」の対応

治療によって身体的な回復がみられた場合、その喜びにより、患者や家族の複雑な心理状況も、時間が解決してくれる可能性が高いです。

しかし、回復困難な状態に陥った場合、特に注意が必要です。治療が奏効しないことへの悲しみや、それまで抱いていた医療への期待が、容易に違う心情の形（怒りなど）に変化しうるからです。

患者や家族の傾向を理解して信頼関係を構築し、真のニーズを明らかにし、支援していくことが重要です。患者や家族の将来までを支援するのは難しくても、将来をよりよいものにするきっかけづくりはできるはずです。急性期看護実践では、この視点を必ず念頭に置くべきだと考えます。

Point ②
「頭で理解できても、心では理解できない」状態だと理解する

補助循環管理の合併症によって救命困難になる場合もある

残念ながら、心筋細胞の障害が不可逆的な場合、病態が深刻であればあるほど、救命できない確率や、救命できても大きな障害（心不全）が残る確率が、非常に高いのが現実です。

救命治療によって心臓がよい方向に改善してきた場合でも、補助循環管理自体の侵襲性の高さから、合併症により救命困難になるケースもあります。一見、臨床状況が安定していても、さまざまな合併症が起こる可能性があります。出血や脳梗塞などが起こり、患者の状態が容易に悪化する可能性があります。

患者と家族は心理的危機状態にあることを理解してかかわる

患者と家族が、刻々と変化する身体状況（複雑な生体反応や治療の状況、治療上の潜在的なリスク）を適切に把握するのは容易ではありません。心理的危機に直面し、「頭で理解できても、心では理解できない」といった心情に苛まれることも考えられます。

初期（病気の発症や補助循環管理の導入など）の臨床場面で、今の状況を受け入れる（受容する）方もいますが、「心身状態の紆余曲折」を経験する方が多いと思います。

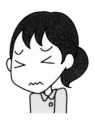

補助循環管理の合併症は、呼吸不全や肺炎、出血、肺塞栓・血栓、脳梗塞、重症感染症などです。

このようなときの心理的な反応は、個人・家族内での関係性、生活背景・個人史、将来への希望、健康への価値観・信念などによって異なります。患者と家族は、どのような世界観から現状を見ているのか、今の困難を乗り越えるためにはどのような具体的な支援を必要としているのか、病状的に許される時間的猶予を看護者がアセスメントしながら、信頼関係を構築しつつ段階的にどのように支援すべきかなど、各所のニーズにきめ細かく寄り添える看護が必要になります。

ICUでも「患者は全人的な存在」という前提をもってかかわる

補助循環管理を行っている患者のベッド周囲には、たくさんの医療機器・薬剤・モニターがあり、管理・準備・診療の補助とやることがてんこ盛り…これが臨床のリアルです。特に、救命・集中治療は一刻一秒を争うことも多く、どうしても身体面に関することに注目しがちですが、「患者は全人的な存在」という前提を忘れてはなりません。

患者個々のニーズを満たす適切な医療・ケアを実施するためには、急性期でも全人的苦痛（トータルペイン）が生じうる、と考えるべきです。

例えば、心筋梗塞患者の主観的体験に基づくニーズとしては、以下の要素が考えられます。

❶ 発症〜病院搬送
→自分の身体に関する危機を、どうにか理解しようとする

❷ 治療〜ICU・CCU入室中
→すでに病気はたいしたことがないと思いたい、社会的立場を守りたい、無力感、生活に与える影響（心配）など

発症年齢による違いはあるが、身体的・精神的・社会的な複数のニーズがある

ICUという特殊な療養環境下であっても、患者を全人的にとらえ、かかわっていくためには、日々の業務の忙しさに忙殺されないように立ち止まり、考えていくことが重要だと私は考えます。

現状だけでなく「少し先の予後」までアセスメントする

よりよい看護を行うためには、迅速・適切な思考のフレームワーク（思考の枠組み）を身につけることも重要です【→P. 16】。病気を理解するためには、病態・治療はもちろん、治療によるよい反応、病態悪化によるよくない反応を把握し、中長期予後を見きわめるアセスメント力が必要です。

また、病気を理解するだけでは、揺れ動く患者と家族の心身を支援できません。どのように患者の病態・治療などの全体像をアセスメントしていくべきか、病気だけでなく「病気になっている人」や、患者を支える家族などにも注目し、最良の看護をチームで実践していくことが重要です。

看護実践の多くは、勤務帯や担当制などにより、輪番で担当します。だからこそ、チームで共有できる情報や、標準的な思考過程（とらえ方）を基盤に、緻密な継続看護を実践していくことが求められます。

— Part 2 —

補助循環管理の患者を、
どうとらえる?

IABPであれ、PCPSであれ、補助循環管理を行っている患者へのケアを考えたとき、最も重要なのは「ポイントをおさえた観察とアセスメント」ができることです。

目の前の患者が、いま「どのような状況にあるか」「治療経過はどうか」を考えながらアセスメントを行うのは、最初はなかなか難しいかもしれません。

Part2では、補助循環管理を行っている患者に対するアセスメントとケアについて、考えていきます。

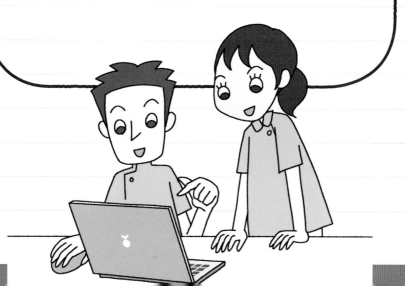

重症患者のアセスメントには「フレームワーク」が有効

アセスメントを具体的にするためには、いくつかのポイントがあります。患者の病状・治療の全体像を把握することを目的とした思考のフレームワーク【図1】を示します。最初は、この段階に沿って実践しながら、自分なりにアレンジして活用してみるとよいでしょう。

【図1】　補助循環管理を行う患者の全体像を示したフレームワーク(例)

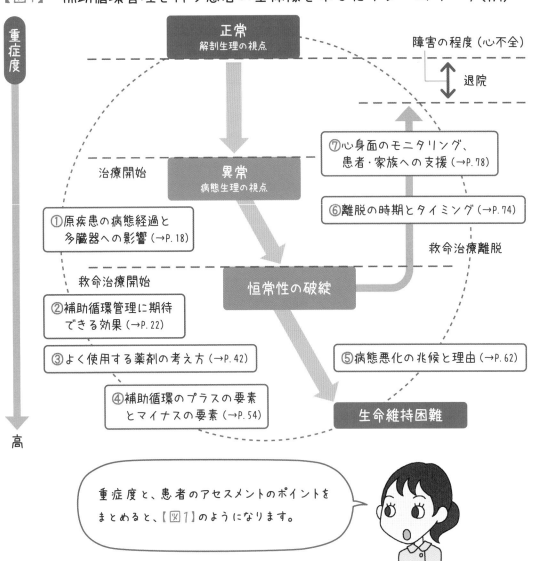

　【図1】の①〜⑦は、患者の病気や治療を"診"るとき、さらに、病気になっている人（＝患者）と家族を"看"るときのポイントを書き出したものです。段階的に患者・家族の反応をとらえていくためにはどうすればよいか、【表1】にアセスメントのポイントを挙げました。

　【図1】の縦軸は病態の深刻さを示します。下側に進めば進むほど致命的な状態で、治療などに反応を示すことができれば上側に戻ってくる、というイメージです。

　補助循環管理が必要になる状態（【図1】の恒常性の破綻）は、いわゆる内科的治療では生命維持が困難（救命治療が必要か）となる境界線で、補助循環管理の開始・離脱時期ともいえます。

　ただし、心臓は不可逆的な細胞で構成されているため、いったん障害されると100％以前の状態には回復しません。発症前の心機能の状態と、治療・救命治療から回復したときの状態の差が障害の程度（心不全の程度）となり、この状態で患者・家族は元の生活に戻っていくこととなります。

＊

　集中・救急治療の場においても、中長期的な患者・家族の様子も入院時から予測しながら、治療・看護に携わることはとても重要だと考えるようにしましょう。

【表1】　段階別・アセスメントの要点（まとめ）

①	・病態の深刻さをアセスメントできることが重要 ・心原性の病態の場合、原疾患の治療に対する反応（改善傾向を示しているか）、多臓器への影響（心臓がよくなっても、特に腎臓などが二次的障害を受ける場合がある）などを把握することがきわめて重要 ・看護ケア1つをとっても、いま本当に動かしていいのか（安静も必要な治療の1つ）を適切に判断するための情報源になる
②	・循環（恒常性）が破綻している状況で、IABP・PCPSに期待できる効果を理解できていることも重要
③	・補助循環管理（上記②）と併せ、必ず作用の異なる複数の薬剤も使用していく ・現在どのような効果が認められているか、あるいは期待できるほど認められていないのかを理解することも重要。期待どおりであれば段階的な回復を、期待どおりでない場合は病態の悪化なども把握できる ・このような立体的な理解が進めば、異常の早期発見へつなげていくこともできる
④	・補助循環管理中は、細いロープを渡っていく「綱渡り」のような状態にある ・ささいな変化によって生命が脅かされかねないため、プラスになる要素を見つけ、マイナスになる要素を排除していく管理・看護ケアが重要だと熟知しておく必要がある
⑤	・ベッドサイドでは、さまざまなパラメーターを総合的にとらえて管理・看護ケアをしていくことが重要 ・特に悪化兆徴候の察知が重要。そのためにはどのように考えていくべきか理解する必要がある
⑥	・救命治療に反応を示したら、段階的に補助循環管理からの離脱が可能となる ・離脱の時期やタイミングを基準値などの数値で覚えるのではなく、病態・治療・補助循環管理などを立体的にとらえ、考えていく必要がある
⑦	・補助循環管理を必要とする患者・家族は、治療期間にさまざまな体験をする ・時に、生命の危機的状況から回復できない可能性もある。回復できても、深刻な障害を残す可能性もある ・どのように患者の心身面をとらえ、具体的に患者・家族を支援すべきか理解しておくことが非常に重要

「原疾患の病態経過と 多臓器への影響」をおさえる

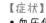

　心筋梗塞は、心臓のポンプ機能を著しく失調させるため、その病態の深刻さに比例して、体内での血流が低下します。その結果、臓器への血流が低下するため、臓器障害へと進展します【図1】。

　臓器障害が多臓器にわたった状態が、MODS（multiple organ dysfunction syndrome：多臓器不全症候群）です。

【図1】　心筋梗塞から臓器障害に至る経過

心筋梗塞　→　心臓ポンプ失調　→　血流低下（臓器灌流量低下）　→　臓器障害

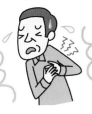
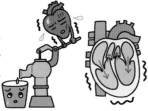
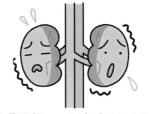

【症状】
- 血圧低下
- ショック
- 意識障害
- 全身倦怠感
- 四肢冷感
- 乏尿

心臓があまり収縮できない　　主要臓器への血液が不足する

Point 1
血流低下の影響は「腎臓」に現れる

　特に、血流の低下による影響を受けやすい内臓の臓器は腎臓です。これは、心臓や脳などの主要臓器を維持するためには「末梢臓器から切り捨てせざるを得ない」という体内の代償によるものです。

　腎臓と心臓の関係は意外と密接で、心腎症候群とも呼ばれます。だからこそ、容易に障害されやすい（慢性・急性障害ともに存在）ことを理解しましょう。このようなときは、一時的に血液浄化療法を併用することもあります。CHDF（continuous hemodiafiltration：持続的血液濾過療法）などは、その1つです。

> 腎臓には、腎静脈圧や神経、ホルモンバランスなどの変化に伴い、体内の水分出納を調整するはたらきもあります。

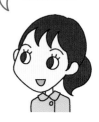

Point ② 臓器障害に至った場合は「低酸素症」となる

心ポンプ失調の状態になると、血流に乗って運ばれる酸素も減るので、各臓器の酸素も欠乏します。これが、さらなる臓器障害の進展を引き起こします。

PaO_2（動脈血酸素分圧）が60Torr以下となった状態を低酸素血症といいます。酸素解離曲線【図2】を見てください。SpO_2（経皮的動脈血酸素飽和度）でみると90%以下のところです。

【図2】 酸素解離曲線

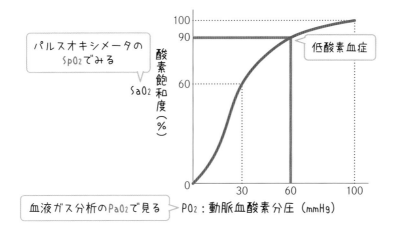

低酸素血症（動脈血中の酸素の減少）と低酸素症（組織低酸素）の違いを理解する

さらに、低酸素血症によって臓器障害を呈した状況を低酸素症と呼びます。低酸素症には、以下の2種類があります。

❶ 細胞レベルで、酸素を利用したエネルギー産生が不十分になる状態

❷ いくつかの代償機構を駆使しても、臓器の血流が維持できない状態

恒常性機能維持が破綻した状態

このうち「❷恒常性機能維持が破綻した状態」は、著しい全身の代謝障害が生じる危機的状態であり、救命治療としての補助循環管理が緊急に必要となります。

Point ③

看護ケアは「病態（原疾患）の状況」に応じて行う

原疾患の深刻さ（重症度）の把握も重要です。心筋梗塞の場合、要点は以下の4つです。

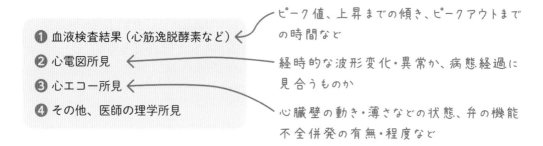

❶ 血液検査結果（心筋逸脱酵素など）　← ピーク値、上昇までの傾き、ピークアウトまでの時間など

❷ 心電図所見　←

❸ 心エコー所見　←　経時的な波形変化・異常か、病態経過に見合うものか

❹ その他、医師の理学所見　← 心臓壁の動き・薄さなどの状態、弁の機能不全併発の有無・程度など

　各種検査の所見、医師の医学的判断による所見を参照したうえで「どの程度の看護ケアを実践すべきか」を、具体的に議論するとよいと思います。

心疾患では「障害そのもの」ではなく「障害による影響」を見ている

　下肢の骨折などでは、患者の主訴（痛いか、その痛さが持続しているか）、外観変化（変形や腫脹の程度）、簡易検査（X線検査による骨折像の確認など）から迅速に判断することが可能です。

　しかし、心臓の場合、外観から臓器そのものの状態・障害程度を推し量ることは難しいのが現状です。そこで、心臓が障害されることによって生じる反応を応用して、可能な限り迅速な判断をめざしていかなければなりません【図3】。

【図3】 「迅速な判断」につながるアセスメントの例

発症時
- 50歳代の男性がデスクワーク中に胸痛を訴え、その後意識不明となり、同僚により救急要請
- 意識消失後すぐに会社の医務室の看護師が駆けつけ、心配蘇生を開始。AED 1回で自己心拍が再開
- その後、到着した救急隊がモニター上でST上昇を確認。ST上昇型の心筋梗塞を疑い、救命救急センターに搬送

病院到着後
- 医療チームは、すぐにモニター装着。心電図検査、採血・静脈ライン確保、心エコー検査を実施
  →心電図では、I、aVL、V1〜6でのST上昇を認めた
  →迅速心筋トロポニン検査（心筋逸脱酵素の1つ）は陽性反応を認めた
  →心エコーでは、左室前壁中隔部の壁運動低下を認めた
- 上記から、緊急で心臓カテーテル検査室に移動した

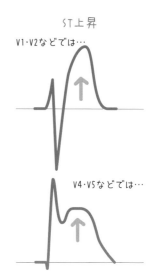

ST上昇

V1・V2などでは…

V4・V5などでは…

迅速な判断につながる重要所見の1つが胸の痛みです。特に持続する痛みが生じている場合には注意が必要です。ただ、急性・重症患者は意識を消失している場合も多いため、客観的データによる解釈も重要となります。

そのため、障害部位と一致する心電図変化、心エコー所見（壁運動は障害部位に一致して局所的な低下が生じる）、そして、血液検査で"心筋逸脱酵素"の漏れが確認できるかを見ていくことになります。

実践のコツ ルーチンケアを「実施しないほうがよい」場合もある

補助循環を受けている患者の看護実践の場には、多重課題が存在します。そのため、ケアの効率性を高める必要が生じ、「午前中に全身清拭を済ませよう、体位変換も○時なので実施しよう」などと機械的な計画になってしまうこともあります。

しかし、ここで重要なのは「いま行おうとしているのは、患者の病態に見合った看護ケアか」という視点です。重症心筋梗塞（低心機能）で、補助循環管理をしている患者の場合、身体状況によっては、これらの日常的なケアが危険な行為となる可能性もあるのです。看護ケアの侵襲度を意識し、病態に見合わないケアは差し控えることも、倫理的視点からは重要になります。

漫然とルーチンケアを実践するのではなく、患者の病態に見合った内容で、そして、患者の全人的苦悩や好みなどの個別性にも配慮したケア内容になるよう熟慮します。ケア実施前には医療チームでよく話し合い、実施する場合は実施中・実施後の綿密なモニタリングを行います。

ケアが困難である、またはできない（しない）場合であっても、そのことによる弊害・合併症（例：感染徴候や皮膚トラブル）がないか継続的に観察し、予防に向けてできるケアを実践していくことも重要です。いくつもの倫理的ジレンマを抱えながらの看護実践ではありますが、日常の方法だからと短絡的に実践するのではなく、チームで熟慮して実践することを心がけましょう。

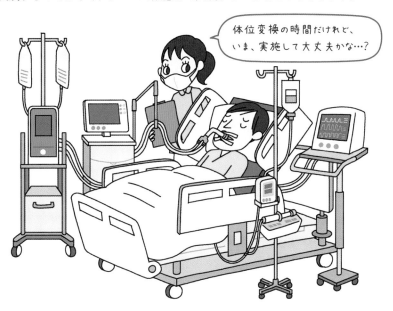

体位変換の時間だけれど、いま、実施して大丈夫かな…？

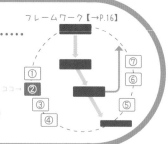

「補助循環管理に期待できる効果」をおさえる

さて、ここからいよいよ補助循環管理における各論に入っていきます。ここでは、IABP・PCPS の考え方、特に血行動態について詳しく述べていきます。

Point 1

IABPの効果は「後負荷の軽減と冠血流の増加」である

IABPは、大腿動脈（まれに上腕動脈も）からバルーンカテーテルを挿入して大動脈内に留置し、心臓の収縮・拡張に同期させて駆動させる装置です【図1】。バルーンの容積分の圧の増減を利用して、心臓をサポートします。

オーグメンテーション効果は、バルーンと心臓の動きが同期することで生じる

IABPには、低下している心ポンプ機能を高めようとするオーグメンテーション（augmentation：増強）効果があります。これは、心拍出量を増加させ、臓器・末梢血流を増加させようとするはたらきかけです。

通常、心臓は「拡張期に肺循環から流入する血液を左心室に充満させ、収縮期に一気に全身へ血流を送り出す」ことで一回心拍出量を確保していますが、心機能障害があると、この一連のはたらきが低下するため、臓器・末梢循環血流と血圧も低下するのです。

そこで、IABPは、心臓の収縮・拡張に合わせて（同期させて）バルーンの収縮・拡張を繰り返すことで、心臓の収縮・拡張をサポートします。この状況をもう少し詳しく表現したのが【図2：→P.24】です。

心拍出量の3要素は「心収縮力・前負荷・後負荷」の3つ。これに「心拍数」を加えて4要素ともいうんでしたね【→P.7 復習2】。

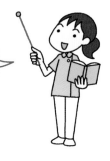

【図1】 心臓の動きからみたIABPのはたらき

心臓が拡張するとき

大動脈弁（一方弁）

大動脈血管が伸展され戻ろうとする圧と、左室が拡張しようとする圧により閉口する

左室内の血液

心臓が拡張し、大動脈弁が閉口
→僧帽弁が開口し、左房の血液が左室に流入・充満する

左室拡張

バルーン拡張

ヘリウムガスを送る

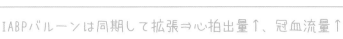
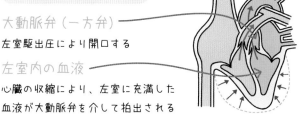
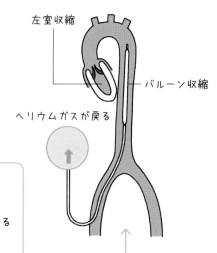

> **IABPバルーンは同期して拡張⇒心拍出量↑、冠血流量↑**
> - 大動脈内の「バルーンの容積ぶん」が増え、陽圧に転じる
> - 大動脈弁が閉じやすくなり、心臓も拡張しやすくなる
> - 脳・上肢、バルーン以下の血流が増加する
> - 冠血流は拡張期に優位に流れるので増加する

心臓が収縮するとき

大動脈弁（一方弁）

左室駆出圧により開口する

左室内の血液

心臓の収縮により、左室に充満した血液が大動脈弁を介して拍出される

左室収縮

バルーン収縮

ヘリウムガスが戻る

> **IABPバルーンは同期して収縮⇒後負荷↓、心拍出量↑、冠血流量↑**
> - 大動脈内の「バルーンの容積ぶん」がなくなり、陰圧に転じる
> - 心臓が収縮する際の抵抗力となる後負荷が軽減する
> - 心臓は収縮（＝拍出）しやすくなる
> - 収縮期の冠血流量も増加する

ちなみに、動脈圧波形を見ると…

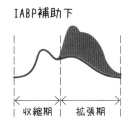

IABPなし

IABP補助下

収縮期　拡張期

収縮期　拡張期

- 心機能（心臓のポンプ機能）が低下している場合、心拍出の過程全体が低下する→心拍出量が低下
- 心臓の収縮期に「送り出す血流が少ない」ため、IABPバルーンで拡張を助け、送り出す血流を増やす＝オーグメンテーション効果→心臓の栄養血管は冠動脈なので、心臓酸素消費量に見合う血流が提供されるようになり、心仕事量も軽減する

23

【図2】 IABPによって得られるメリット

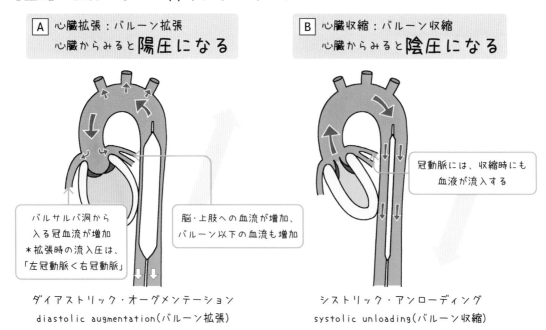

A 心臓拡張：バルーン拡張
心臓からみると**陽圧**になる

B 心臓収縮：バルーン収縮
心臓からみると**陰圧**になる

バルサルバ洞から
入る冠血流が増加
＊拡張時の流入圧は、
「左冠動脈<右冠動脈」

脳・上肢への血流が増加、
バルーン以下の血流も増加

冠動脈には、収縮時にも
血液が流入する

ダイアストリック・オーグメンテーション
diastolic augmentation（バルーン拡張）

システリック・アンローディング
systolic unloading（バルーン収縮）

IABPは、あくまで「圧によって循環をサポート」するための機器

　ここで注意したいのは、IABPは血液を体外に取り出して戻す構造ではないということです。そのため、IABPができるのは「圧による循環のサポート」のみで、酸素化（呼吸）を直接的にサポートするわけではありません。

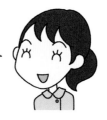

心拍出量（CO）が増加すると肺循環・体循環も増加するので、IABPは「間接的に酸素化（呼吸）もサポート」しているといえます。

　また、IABPは、一回拍出量（SV）をサポートするだけでなく、拡張時には脳血流や臓器血流量、心臓の栄養血管である冠動脈の血流も増加させます。その結果、少しでも心臓の酸素消費量に見合うようはたらきかけ、心仕事量が軽減するのです。

　心臓は、安静時にも多くの酸素を消費しているため、心筋梗塞などで心筋にダメージを受けると、ポンプ機能を維持できなくなってしまいます。そのため、少しでも冠血流量が増加することは、心臓にとって大きなメリットとなります【図2】。

　冠血流量維持には「SV（一回拍出量）を安定して維持したうえで、安定したCO（心拍出量）を得ること」が必要なので、IABPによる後負荷軽減だけではなく、前負荷の調整、少しでも心収縮力が改善できるような原疾患の治療を同時に実践していくことも重要です。

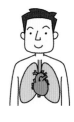

IABPのバルーン容積は、約30〜40mL

IABPのバルーン容積（30〜40mL）による心拍出量のサポート割合（どの程度IABPによるサポートが得られるか）を、以下の男性の例で考えてみましょう。

・CO（心拍出量）が5L/分（＝5,000mL/分）
・HR（心拍数）が60回/分（洞調律）ならば…
　SV（一回拍出量）は、だいたい83mL
・IABPのバルーン容積が30mLとすると、
　1/3程度のサポートが得られる

CO＝SV×HRなので…
5000＝SV×60
　SV＝5000÷60 ≒ 83mL

心拍出量のサポート割合＝
IABPバルーン容積÷SVなので…
30/83≒0.36

ただし、これは静的な状態での計算であることに注意が必要です。心拍出量を定義する3要素・4要素【→P.7 復習2】の変化によって、IABPのサポート割合は最大20〜30％（1/3程度）といわれています。

IABPの効果・異常の有無は「動脈圧波形」をみればわかる

IABPの効果は、日々、私たち看護師がモニタリングしている動脈圧波形によって観察できます。ここでは、基本となる動脈圧波形 復習4 をイメージしながら、IABPの効果をどのように波形でとらえるか、立体的に考えてみたいと思います。

ちなみに、動脈圧波形をみるときは「圧の最大値点（PSP：最大収縮期圧か、PDP：拡張期圧か）はどこか」に注目するとわかりやすいです。

・PSP<PDPの傾向　←　自己心機能がまだ低い
・PDP≧PSPの傾向　←　自己心機能が改善してきている
・IABPを中止しても以前のPDPにPSPが近い　←　IABP離脱が十分可能

動脈圧波形の最大値は、ベッドサイドモニターでは最大収縮期圧（PSP）、IABPモニターでは拡張期圧（PDP）なので、混同しないようにしましょう*。

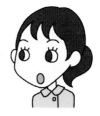

＊PSP（peak systolic pressure）：最大収縮期圧。自分の心臓が「収縮」したときの圧（十分な心拍出量が得られる）
　PDP（diastolic blood pressure）：拡張期圧。心臓の収縮力が低下しているため、「拡張」時に圧をかけて不足分の心拍出量を補う（ダイアストリック・オーグメンテーション）

　動脈圧波形には、2つの山が存在します。2つの山の境目を**重複波**（dicrotic waveまたはdicrotic notch）と呼び、心電図波形の**T波**に一致します。

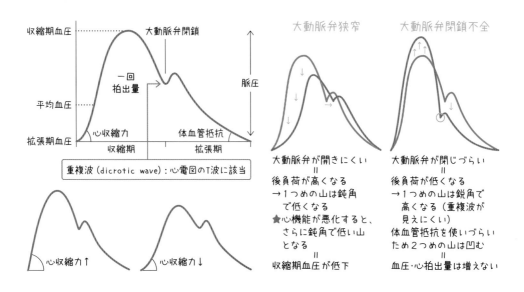

重複波の前側（1つめの山）は収縮期

　重複波の前側は、収縮期です。ここの面積（黄色）は、**一回拍出量（SV）**を示します。

　前半の傾き（角度）は、収縮しようとする力（**心収縮力**）の強さによって変わります。この部分を見ると心収縮力の強弱を見きわめるヒントとなります。

　また、この傾きは、心拍出量の定義により、心臓が拍出するときの抵抗（**後負荷**）の影響も受けます。そのため、後負荷となりうる**大動脈弁**の状態にも影響されます。

重複波の後側（2つめの山）は拡張期

　重複波の後側は拡張期です。ここの面積は、波形の後半の傾き（**体血管抵抗**の度合い）によって変化します。波形のこの部分は、心臓が収縮・拡張するときの**大動脈の弾性**（血管が収縮期に伸ばされ、拡張期に戻ろうとする）を示しています。

　なお、**感染**や**敗血症**などの場合、**末梢血管**が拡張して体血管抵抗が低くなります。このときの動脈圧波形は、重複波がわからないくらい、この部分が平坦になります。「血圧＝心拍出量×末梢血管抵抗」ですので、この場合には、もちろん血圧も低下します。

波形チェックのポイント① 拡張期の陽圧と、収縮期の陰圧

　IABPバルーンは、心臓の動きと連動（同期）して収縮・拡張するため、IABPの際に確認できる動脈圧波形は、通常の動脈圧波形 **復習 4** とは異なります【図3】。

　波形をみるときにポイントとなるのが、拡張期の陽圧であるダイアストリック・オーグメンテーションと、収縮期の陰圧であるシストリック・アンローディングです。これらのはたらきによってIABPの効果（心臓の後負荷を軽減して心仕事量を軽減し、心拍出量を維持する）が生じます。

　なお、IABPのサポート割合（アシスト比）は「自己心拍の拍数に対し、IABPバルーンをどれくらいの割合で動作させるのか」を示しています。「1：2」であれば「自己心拍2拍に対して1回IABPでサポートする」といったように考えます。

【図3】　IABP実施中の動脈圧波形（正常波形）

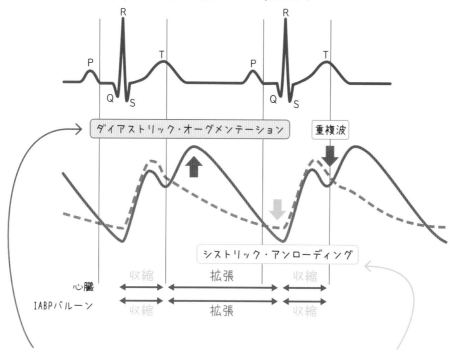

心臓拡張のタイミングは、
・心電図ではR波
・動脈圧では重複波で生じる圧変化の瞬間
これらをトリガー（察知）してIABPバルーンを拡張させる

心臓収縮のタイミングは、
・心電図ではQ波
・動脈圧では収縮開始＝陽圧に切り替わる瞬間
これらをトリガー（察知）してIABPバルーンを収縮させる

波形チェックのポイント② バルーンの拡張・収縮（トリガー）のタイミング

　IABPの効果を得るためには「トリガーのタイミングが適切に設定され、IABPが駆動していること」が必要です。そのため、異常波形（＝不適切な場合の波形）が出ていないか観察します。

　不適切なタイミングでIABP駆動が行われると、負荷が増大し、心仕事量がかえって増えてしまうので、注意深く観察することが重要です【図4：→P.30】。

　なお、IABPのトリガー方法には、心電図トリガー、動脈圧トリガー、オートトリガーの3種類があります。現在、自動で設定されるオートトリガーが増えていますが、基本は心電図トリガーです。

❶ **心電図トリガー**

- 基本となるトリガー方法
- 一般的に、心電図のR波にバルーン拡張タイミングを、P波の終わりにバルーン収縮タイミングを同期させていく。心房細動や期外収縮などによるRR不整でも対応可能なモード、ペースメーカーも認識できるモードなども搭載されている機種もある

  ポイント 悪寒戦慄（シバリング）などで筋電図が混入してしまう場合や、IABPの心電図の電極が外れてしまうときなどは、適切にトリガーされなくなってしまう点に注意

❷ **動脈圧トリガー**

- 適切に心電図をトリガーできている場合には使用する機会が少ない（もちろん、動脈圧トリガーでも問題はない）
- 重複波にバルーン拡張タイミングを同期させていき、拡張終末期圧が最低値になるところにバルーン収縮タイミングを同期させていく。心電図と異なり、動脈圧は伝わるまでに時間（脈波伝播時間）がかかる場合があるので、設定をやや早くするなど微調整が必要

  ポイント 心房細動など持続性不整脈の場合には、うまく圧を検出できずにトリガーされなくなってしまう点に注意。一方、電気メスなどを使用する処置・手術（ノイズが混入する）の際には、動脈圧トリガーを選択する利点がある

❸ **オートトリガー**

- 心電図トリガー・動脈圧トリガーの「よいほう」を機械が自動選択して調整するトリガー方法なので、両者の短所・長所を生かすことが可能
- 臨床では、オートトリガーも使用していく

【まとめ】 心臓の動き・バルーンの動き・動脈圧波形の関係

理解のポイント	心臓「収縮」時	心臓「拡張」時
大動脈弁	開いている	閉じている
動脈圧波形	前側の山の波をつくる	大動脈弁が閉口するタイミングで重複波をつくり、その後側の山の波をつくる
IABPバルーンのはたらき	大動脈内で心臓の収縮と同時に収縮し、バルーン容積ぶんを陰圧にする	大動脈内で心臓の拡張と同時に拡張して、バルーン容積ぶんを陽圧にする
IABP中に現れる動脈圧波形の変化	シストリック・アンローディング ➡本来は、心臓が収縮した直後、動脈圧波形は急速に高くなる傾向を示す ➡しかし、心臓収縮と連動してIABPのバルーンが収縮するため、圧波形は収縮初期（＝拡張期終末）に陰圧に転じる傾向＝シストリック・アンローディングを示す ↑ ↑ シストリック・アンローディング	ダイアストリック・オーグメンテーション ➡本来は、心臓が拡張した後、動脈圧波形は徐々に低くなる傾向を示す ➡しかし、心臓の拡張と連動してIABPのバルーンが拡張するため、圧波形は陽圧に転じる傾向＝ダイアストリック・オーグメンテーションを示す ダイアストリック・オーグメンテーション ↓ ↓ ↑ ↑ └─ 陽圧を示す ─┘ ★陽圧を示すタイミングは、心臓の収縮・拡張の切り替わりの瞬間＝重複波の直後に確認できる

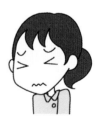

心臓とバルーンの収縮・拡張のタイミングが
同調していないと、むしろ後負荷が高くなり、
心仕事量が増えてしまいます。

【図4】 IABPの異常波形

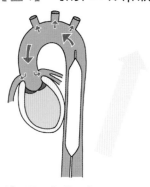

ダイアストリック・
オーグメンテーションの変化

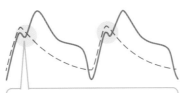

拡張のタイミングが早い

心臓収縮の最中にIABPバルーンが
拡張＝重複波より早い
★拍出を阻害するため、著しく後
負荷が増大

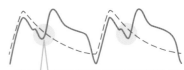

拡張のタイミングが遅い

心臓が自力で拡張した後、遅れて
IABPバルーンが拡張＝重複波より
遅い
★心臓拡張をサポートできていな
いため、心仕事量が増大

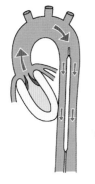

シストリック・
アンローディングの変化

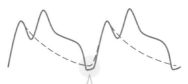

収縮のタイミングが早い

心臓拡張の最中にIABPバルーンが
収縮＝拡張終末期より早い
★心臓収縮のタイミングでバルー
ンが収縮するため、心拍出時の
サポートが不十分になる

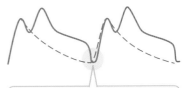

収縮のタイミングが遅い

心臓が収縮（拍出）しているのに
IABPバルーンが拡張したまま＝拡
張終末期より遅い
★心臓の収縮時の後負荷が著しく
増大

波形チェックのポイント③ 経時的な変化

　IABP導入後の波形の経時的な変化を確認することも重要です。経時的な変化をみることで、心
機能の回復の程度（あるいは回復していない程度）を把握することができます【図5】。

【図5】 経時的な変化（例）

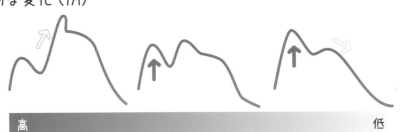

IABP依存度　高　　　　　　　　　　　　　　　　　　　低

心機能の回復

【まとめ】 経時的変化（治療効果）の見かた

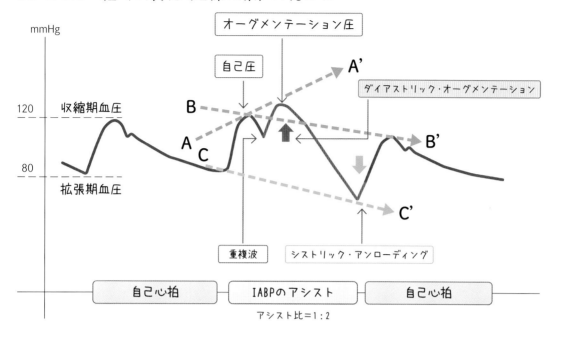

アシスト比＝1:2

A→A' 自己圧（収縮期圧）＜オーグメンテーション圧

みていること 大動脈血管内の圧は上昇しているか？

- 心臓が拡張すると、IABPバルーンも拡張する
  ★このとき、大動脈内（特に大動脈弓側）の圧が上昇し、脳血流・臓器血流・冠動脈血流が増加する。
  基本的にIABP実施患者は心臓の収縮力が弱くなっているので、「自己圧＜オーグメンテーション
  圧」となり、自己圧のほうが低いことを確認できる
- 「自己圧＞オーグメンテーション圧」の傾向が認められた場合、心臓の収縮力が各臓器へ血流を供給
  できるほど回復していることになるため、IABPの離脱を検討する

B→B' 補助なし収縮期圧＞補助あり収縮期圧
C→C' 補助なし拡張期圧＞補助あり拡張期圧

みていること 後負荷は十分軽減されているか？

- 心臓が収縮しようとすると、IABPバルーンも収縮する
  ★これにより、後負荷（特に末梢血管抵抗）が軽減され、心拍出がしやすくなる
- 後負荷が軽減されるので、圧の変化は収縮期圧ではB→B'、拡張期圧（拡張終末期圧）ではC→C'のよ
  うに下降する変化を認める
- 一見、収縮期圧が低下するので、心拍出量も低下するように感じられるが、心拍出量（CO）を示す面
  積はシストリック・アンローディングにより広くなっていく
  ★その結果、心拍出量（CO）はIABPサポート下で上昇することが確認できる

最も経時的な変化を見やすいのは、IABPサポート比1:2（自己心拍
2拍に対してIABPのサポートを1回）のときといわれています。

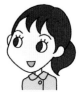

Point ② PCPSの効果は「全身の血流と酸素化を維持する」こと

　PCPSは「いったん血液を体外に引き出し（脱血）、その血液を人工的に酸素化させてから体内に戻す（送血）」方法です【図6】。全身の血流と酸素化を維持するために、低下した心機能ではまかなえない循環を、体外（補助循環装置）でサポートしています。

　補助流量は2.0～3.0L/分程度なので、成人の場合*、心拍出量の1/2前後をPCPSの流量でサポートしていくことになります。

【図6】　PCPSのしくみ

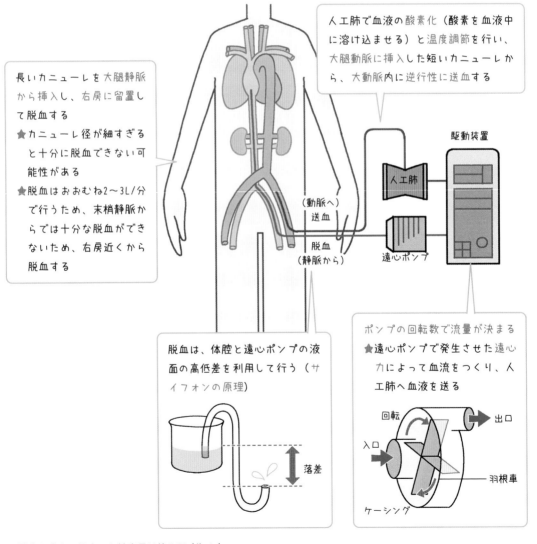

長いカニューレを大腿静脈から挿入し、右房に留置して脱血する
★カニューレ径が細すぎると十分に脱血できない可能性がある
★脱血はおおむね2～3L/分で行うため、末梢静脈からでは十分な脱血ができないため、右房近くから脱血する

人工肺で血液の酸素化（酸素を血液中に溶け込ませる）と温度調節を行い、大腿動脈に挿入した短いカニューレから、大動脈内に逆行性に送血する

駆動装置

人工肺

遠心ポンプ

（動脈へ）
送血

脱血
（静脈から）

脱血は、体腔と遠心ポンプの液面の高低差を利用して行う（サイフォンの原理）

落差

ポンプの回転数で流量が決まる
★遠心ポンプで発生させた遠心力によって血流をつくり、人工肺へ血液を送る

回転
入口
出口
羽根車
ケーシング

*健康な成人の場合、心拍出量は約5.0L/分です。

PCPSは、心臓にとっては「後負荷」となる

　PCPSは強力な循環サポートが行える一方で、逆行性に送血されていること、つまり、心臓から見ると非常に高い後負荷になっていることが、最大のデメリットであり注意点となります。つまり、PCPSで管理している期間には、低心機能状態であっても、心仕事量を増大させずに心拍出（収縮・拡張）が行える体内環境を調整しなければならないのです。

　後負荷軽減に向け、IABPを付加的に行っていきますが、心機能の回復の程度による心拍出量の変化（増加や減少）、そしてPCPS側の送血の流量（増量と減量）をうまく調和させていけるように管理することが、きわめて重要です【図7】。

　なお、PCPSの流量は、遠心ポンプの回転数だけでなく、脱血量によっても変化します。そのため、PCPSの十分な効果を得るためには、適度に循環血液量が確保されていることが前提になります。血液量減少（脱水、出血など）や血液分布異常（感染、敗血症など）がある場合、あるいは脱血カニューレの径が細すぎる場合などでは、回転数を上げても有効なPCPS流量が得られない場合があります。

【図7】　心臓のはたらきからみたPCPS

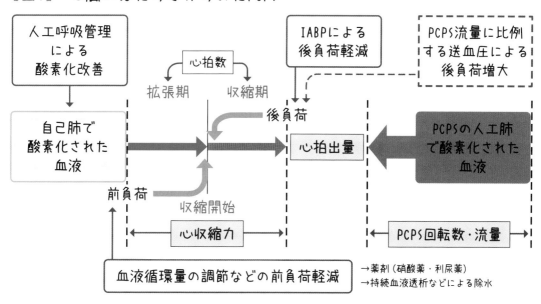

PCPSの流量を高めすぎると、心臓に過剰な後負荷がかかる

PCPSの目的は、体循環を確実に維持することです。

体循環のうち、上肢・脳循環側は大動脈弓の3分枝、胸部以下は下行大動脈以下が担っていることを思い出しながら【図9】を見ると、心不全の際は「自己心の心拍出量が増える＝自己肺で酸素化された動脈血（十分に酸素化されていない動脈血）が上肢・脳循環にいく」ことがイメージできます。これは、脳への血流・酸素供給が途絶える状態となり、非常に問題です。

PCPS側の流量を高めれば、PCPSによって十分に酸素化された血液を上肢・脳循環に届けることができます。しかし、そうなると心臓にとっての後負荷が増大することになってしまうので、一筋縄ではいきません。だからこそ、PCPSやIABPだけでなく、その他の全体の管理も推し量りながら、よりよい循環動態を構築すべく、検討していく必要があるのです【表1】。

【図9】 自己血とPCPSからの送血の流れ（イメージ）

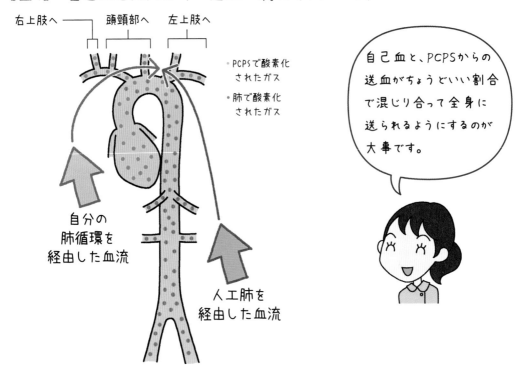

右上肢へ　頭頸部へ　左上肢へ

・PCPSで酸素化されたガス
・肺で酸素化されたガス

自分の
肺循環を
経由した血流

人工肺を
経由した血流

自己血と、PCPSからの送血がちょうどいい割合で混じり合って全身に送られるようにするのが大事です。

<ケアバンドルの例>

人工呼吸器関連肺炎予防には口腔ケア、手指消毒、ヘッドアップ30度以上保持など

無気肺予防には、鎮静深度の調整、精神面の安定化、可能な範囲での少量頻回なリハビリテーション（肺理学含め）の実施などが重要

【表1】 よりよい循環動態を構築するために検討すべきこと

検討項目	検討すべきこと
目的を 見失わない	・心臓を休ませている間に原疾患の治療を行い、ダメージを最小限に抑えて最大回復を導く
PCPS側の問題 適切なPCPS 機器の管理 ★流量・酸素化 　低下を防ぐた 　め医師・臨床 　工学技士など 　と連携	・特に人工肺の性能維持が重要。膜内で血栓による目詰まりが生じていないか、膜内の水分量過多（ウェットラング）になっていないかなどを確認する 　➡ウェットラングの有無は、臨床工学技士などが人工肺内の血液を採取し、血ガス分析をしながら酸素化能の低下がないかをモニタリングすることで確認できる ・人工肺の酸素化の状況を確認しながら、数時間に1回、酸素フラッシュ（10L/分）を10秒程度行い、結露を弾き出す 　➡人工肺の中は、幾重にも重なる中空糸（細い管）に酸素を流し、周囲に流れる血液との間でガス交換を行う構造となっている 　➡しかし、数時間もすると、空気が流れる空間に結露水が発生し、送気するガスの通過が妨げられた結果、人工肺でガス交換を行う能力が低下してしまうことがある ・脱血・送血不良も流量低下の原因となるため、脱血圧と送血圧の管理も重要 　➡回転数と血流（フロー）は、必ず比例関係にあるわけではない 　➡回転数を上げても血流が上がらない場合：脱血不良（脱水、脱血管の位置不良など）で、脱血圧が過度にかかり、血球成分破壊などのリスクにつながる可能性がある 　➡回転数は同じなのに血流が増える場合：PCPSの脱血は、サイフォンの原理によって行われている。ベッドの高低差が変化したり、脱血側のラインの湾曲を調整したりすると、脱血量が変化し、送血量も増えて血流が上がる。回転数の調整ダイヤルを操作する前に、回転数に対する血流変化を把握する
自己心側の問題 適切な 人工呼吸管理 ★自己心側の酸 　素化改善が目 　的	・酸素運搬量（DO2 復習5）維持のため、貧血を進行させる合併症（出血、消耗性貧血）に注意 ・PCPS実施中には血球破壊による易出血傾向や溶血などに注意 ・心不全による肺うっ血が生じると、酸素化が悪化する ・人工呼吸管理の合併症（肺炎や無気肺など）などにより、さらなる酸素化低下を招く恐れがあるため、適切なケア介入も必要 　➡心機能が回復し、補助循環（特にPCPS）から離脱すると、自己心肺によって全身の酸素化を安定化させていくことになる。人工呼吸管理を行っている間は、ある程度、機械側で調整できる。しかし、肺炎（人工呼吸器関連肺炎含む）や無気肺などによる酸素化の悪化を避けるため、補助循環管理中からの適切なケアが重要となる 　➡いくつものケアを束ねた「ケアバンドル」介入が重要

　DO₂(酸素運搬量)と併せて、体内における酸素需給バランスについても復習しましょう。酸素需給バランスを考えるときには、以下に示す呼吸・循環系のパラメーター(指標)の関係性を理解しておくことが重要です。

　ここでは「貧血がなく、酸素が肺内で100％ヘモグロビンと結合する(酸素飽和度：SaO_2)」と仮定してみていきます。

体内で消費される酸素は25％程度

　有効な血流(心拍出量：CO)に乗せて、全身に酸素が供給されます(酸素運搬量：DO_2)。安静時には、供給される酸素のうち25％相当量が体内で消費されます(酸素消費量：VO_2)。

　つまり、静脈血側に75％の酸素が戻るということです(混合静脈血酸素飽和度：SvO_2)。したがって、酸素が体内で摂取される割合(酸素摂取率：O_2ER)は「$SaO_2 - SvO_2$」となるため、基本的には酸素消費：酸素供給の比は1：3となります。

　なお、この計算式「$O_2ER = SaO_2 - SvO_2$」は、並び替えると「$SvO_2 = SaO_2 - O_2ER$」となります。つまり、混合静脈血によるSvO_2が測定できない場合、貧血(Hb値低下)がなければ、動脈血ガスで測定できるSaO_2(もしくは経皮的に測定できるSpO_2)と、酸素消費の状態(安静時は約25％、発熱・不穏などがあれば増加傾向)から、SvO_2の値を予測できるのです。

　計算式の基本を知っておくと、測定できないパラメーターがあっても、ある程度は予測可能だと覚えておくと、今後の臨床で応用できますね。

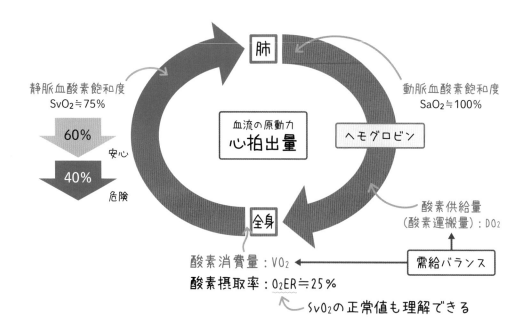

SvO₂が40％を下回ると「生命の危機」状態に陥る

VO₂が増加した場合、体は、DO₂を高めて代償しようとします。しかし、代償しきれなかった場合、SvO₂は著しく低下します。

SvO₂ 60％程度までなら体内の酸素需給バランスを維持できますが、40％を下回ると生命の危機的状況となるため「SaO₂と心拍出量を高め、VO₂を低下させる」取り組みが必要になるのです。

混合静脈血酸素飽和度	SvO₂低下		SvO₂増加	
酸素需給不安定の要因	DO₂低下	VO₂増加	DO₂増加	VO₂低下
病態・患者状態	• 心不全（心ポンプ機能低下） • 循環血液量低下 • 低酸素 • 貧血（出血など） • 一酸化炭素Hb増加	• 痛みの増強 • シバリング • 興奮、不穏、せん妄 • 高熱、感染 • 筋肉の酸素消費増加	• 強心薬の投与（心拍出量の増加） • 輸液 • 輸血 • 酸素投与 • 人工呼吸療法	• 鎮静・不動化 • 鎮痛・鎮静薬の投与 • 全身麻酔 • 筋弛緩薬の投与

パラメーターをしっかり見比べたいときは「単位」に注意しながら計算する

先ほど「O₂ERは25％」と書きましたが、臨床で用いられているO₂ERの単位は「mL/分」です。臨床でこれらのパラメーター(指標)をしっかり見比べるときは、計算式を用いるため、注意してください。

ではここで、計算式の考え方を振り返ってみます。

酸素摂取率（O₂ER）＝酸素供給量（DO₂）－酸素消費量（VO₂）
　　　　↰ DO₂＝動脈血酸素含量（CaO₂）×心拍出量（CO）
　　　　　　↰ CaO₂＝[1.34×SpO₂×ヘモグロビン] + [0.0031×PaO₂]

①まず、酸素供給量（DO₂）を計算

例：Hb 15mg/dL、CO 5L/分の成人男性の場合
DO₂ = 5 × [(1.34×1×15) + 0.003×100] × 10 ← ヘモグロビン(Hb)の単位は
　　　　　　　　　　　　　　　　　　　　　　　　dLなのでLに直す必要がある
　　 = 5 × (20.1 + 0.3) × 10
　　 = 1020 ≒ 1000 ← 1分間に約1000mL（＝1L）の
　　　　　　　　　　　　酸素が供給されている

②次に、酸素消費量（VO₂）を計算

安静時には「酸素供給量の1/4が消費される」と考えられるので…
$VO_2 = DO_2$の1/4
$\qquad = 1000 \div 4 = 250 \longleftarrow$　1分間に約250mLの酸素が消費されている

③酸素摂取率（O₂ER）を算出

$O_2ER = DO_2 - VO_2$
$\qquad = 1000 - 250 = 750 \longleftarrow$　酸素摂取率は750mL／分

　ただし、実際のVO_2は、覚醒や興奮・鎮静、感染・炎症など、さまざまな要素で変化するため、上記の計算どおりにはいきません。だからこそ、動脈血ガス（SaO_2、Hb）や血行パラメーター（CO）、静脈血側（できれば中枢側＝右心房に近い側で、中心静脈カテーテルなどを介して採血するなど）のSvO_2を測定し、いまの酸素需給バランスを的確・動的に計算する必要があります。

　これらの計算式は少々難しいですが、各パラメーターの関係性などを連結させていくと、わかりやすくなります。補助循環管理では重要な視点なので、繰り返しながら理解を深めていきましょう。

PCPSの調整度合いは「ミキシングゾーンの位置」によって異なる

　心臓に対する後負荷の強さとPCPSの流量との調整度合いを直接把握するのは難しいため、臨床では、いくつかの原理原則、一般的な循環生理と血行動態、PCPSの血行動態をイメージしながら、モニタリング可能なパラメーター（酸素化の指標）で確認していきます。

　見るべきポイントは「ミキシングゾーンがどこにありそうか【図10】」です。これらを反映するパラメーターが、動脈血ガス（arterial blood gas：ABG）とSpO_2です。ABGは3箇所（脱血管側、送血管側、右手）、SpO_2は右手で計測します。これらを統合して、PCPSの流量や酸素化を増減すべきか、自己心肺の経過はどうか、自己肺の状況はどうか（人工呼吸管理の調整を強化すべきか）など、医師とともに具体的に検討します。

　通常、ABGは「脱血管側ABG＜＜＜送血管側ABG」となります。PCPSの人工肺は、相当高く酸素化を行う構造になっているからです。しかし、PCPSの人工肺の劣化が生じると、これらの測定値の差が縮まります。

　心機能が悪い場合は、右手動脈圧ライン側のABGも悪化します。一方、心機能がよい場合には、送血管側と右手動脈圧ライン側のABGが反比例傾向を示します。これは、自己心を経由した「酸素化された血液」が、回復した自己心の心収縮力で全身へと流れていることを示唆します。

【図10】 ミキシングゾーンの考え方

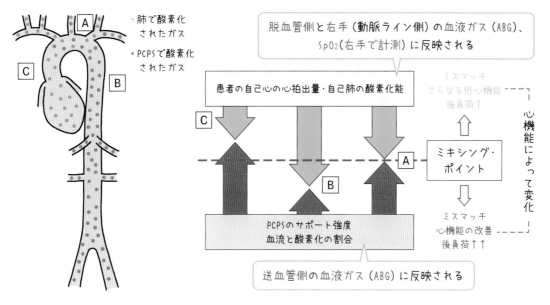

・肺で酸素化
されたガス

・PCPSで酸素化
されたガス

脱血管側と右手（動脈ライン側）の血液ガス（ABG）、SpO₂（右手で計測）に反映される

患者の自己心の心拍出量・自己肺の酸素化能

ミスマッチ
さらなる低心機能
後負荷↑

ミキシング・ポイント

心機能によって変化

ミスマッチ
心機能の改善
後負荷↑↑

PCPSのサポート強度
血流と酸素化の割合

送血管側の血液ガス（ABG）に反映される

見るべきパラメーター	部位	ミキシングゾーンに反映されていること
ABG	脱血管側	全身の酸素化の**最終状態を反映** →右房（全身から戻ってきた）の静脈血を確認できる
	送血管側	**人工肺の酸素化能を反映** →人工肺の劣化が生じると、だんだん低下する
	右手の動脈圧ライン側	**自己肺・自己心の状態を反映** →自己心の拍出により自己肺を経た動脈血の状況を確認できる
SpO₂	右手	**自己肺・自己心の状態を反映** →自己心の拍出により自己肺を経た動脈血の酸素飽和度を確認できる ★送血管側ABGにおけるSaO₂の近似値であることを必ず確認（末梢循環不全などがあると不正確な値となる可能性がある）

＊右手で計測するのは、左手側の計測値だと「左鎖骨下動脈に流入したPCPS側の血流（非常に高く酸素化された血液）」の値が反映されてしまって正確な測定値が得られない可能性があるため

　ミキシングゾーンは「看護師がどこまで把握してケアに生かすべきか」を考えるためではなく、「看護ケアを含む管理の方向性をチームで検討する」ために把握すべきだと私は考えています。日常的な看護ケア（気管吸引や体位変換など）が侵襲となる状況下では、多職種で検討し連携していくことが重要だからです。

　多職種協働は、安全管理上でも非常に重要です。各職種が複数の目で確認・検討することで、患者にとってよりよい療養環境を形成できると考えられます。病態、医療機器、薬剤、栄養、心身面、それぞれから考えられることを各職種間で意見を出し合い検討していきましょう。話し合わずに単職種・二職種などで実践してしまうことは好ましくありません。

【まとめ】 ミキシングゾーンとパラメーターの考え方

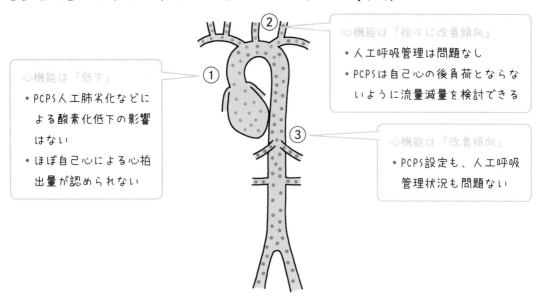

心機能は「徐々に改善傾向」
- 人工呼吸管理は問題なし
- PCPSは自己心の後負荷とならないように流量減量を検討できる

心機能は「低下」
- PCPS人工肺劣化などによる酸素化低下の影響はない
- ほぼ自己心による心拍出量が認められない

心機能は「改善傾向」
- PCPS設定も、人工呼吸管理状況も問題ない

ミキシングゾーンと心機能	酸素化パラメーター	考え方
① 心機能が低下した状態	• 脱血管側ABG: 低値 • 送血管側ABG: 非常に高値 • 右手動脈圧ライン側ABG: 送血管側ABGに近い値になる • 右手SpO₂: 高値になる	• 送血管側のABG低下はなく、人工肺の劣化・ウェットラングなどによる酸素化への影響はない • 送血管側ABG≒右手動脈圧ラインのABGとなっており、自己心による拍動がなくなっている ➡動脈圧波形も平坦化（収縮・拡張の変化がなくなる）するか、かすかにIABP補助圧波形が見える程度になる
② 徐々に改善傾向を示している状態	• 脱血管側ABG: 低値 • 送血管側ABG: 非常に高値 • 右手動脈圧ライン側ABG: 自己肺を経由した値を反映する（人工呼吸器設定により変化しうる） • 右手SpO₂: 自己肺を経由した値を反映する（人工呼吸器設定により変化しうる）	• 送血管側のABG低下はなく、人工肺の劣化・ウェットラングなどによる酸素化への影響はない • 心機能は徐々に改善傾向を示している
③ 改善傾向を示している状態	• 脱血管側ABG: 低値 • 送血管側ABG: 非常に高値 • 右手動脈圧ライン側ABG: 自己肺を経由した値を反映するようになる（人工呼吸器設定により変化する） • 右手SpO₂: 自己肺を経由した値を反映する（人工呼吸器設定により変化する）	• 送血管側のABG低下はなく、人工肺の劣化・ウェットラングなどによる酸素化への影響はない • 心機能は徐々に改善傾向を示している • 肺の状態にも注意して、呼吸管理・ケアもさらに強化していく必要もある

Point 3

PCPSとIABPを同時に行う場合もある

　PCPSとIABPの関係を見てみましょう。この2つの治療法を付加的に行う場合と補助的に行う場合とが考えられます【図11】。

【図11】　PCPSとIABPの「併用」に関する考え方

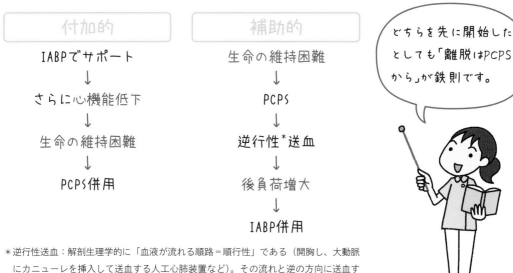

付加的

IABPでサポート
↓
さらに心機能低下
↓
生命の維持困難
↓
PCPS併用

補助的

生命の維持困難
↓
PCPS
↓
逆行性*送血
↓
後負荷増大
↓
IABP併用

どちらを先に開始したとしても「離脱はPCPSから」が鉄則です。

＊逆行性送血：解剖生理学的に「血液が流れる順路＝順行性」である（開胸し、大動脈にカニューレを挿入して送血する人工心肺装置など）。その流れと逆の方向に送血するPCPSなどのことを「逆行性」として区別する。

　ここで注意したいのは「離脱はPCPS→IABPの順で行う」ということです。IABPは、PCPSで生じる後負荷を軽減する目的も担っています。治療によって心機能が改善傾向にあったとしても、健常時と同じレベルまで戻っているとはいえないため、一般的には、まずはPCPSを離脱し、のちにIABPを離脱する…という流れになります。

　なお、PCPS離脱後はIABPが主体になります。治療の時間軸によって考え方は若干異なるので、整理しておくとよいと思います。

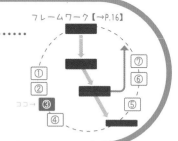
「よく使用する薬剤の考え方」をおさえる

Point 1

補助循環管理では「心・血管系作動薬と輸液」の管理も重要

著しく心機能が低下した患者に対しては、IABPで圧による循環サポート（心拍出量の約1/3前後）、PCPSで流量による呼吸・循環サポート（心拍出量の約1/2前後）を行います。しかし、実際には、このサポートだけでは不十分で、薬剤・輸液投与などの併用も必要となってきます。

なかでも簡便・迅速に開始できる薬剤投与は、治療初期から使用されることが多いため、ポイントをおさえておきましょう。

薬剤管理においては、病態経過や補助循環管理の状況に合わせて「どのように投与量が変化（増減）しているか」の推移を見ていくことも重要です【図1】。

【図1】 病態経過と治療強度

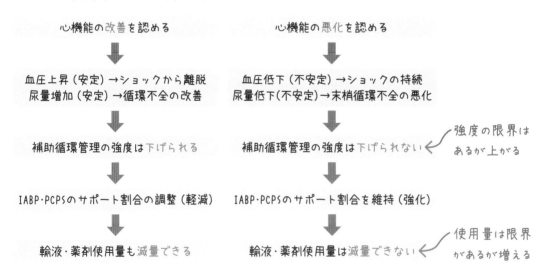

薬剤使用の目的は「血圧を上げる」こと

薬剤使用にあたって最も重要なのは、どうやって血圧を上げていくかという点です。その方策は、血圧の計算式【→P.44 復習⑥】を思い浮かべると理解できると思います【図2】。圧の計算なので、いわゆるΩの法則（電圧は、電流または抵抗が大きくなるほど高くなる）でイメージできると思いますが、ここでは、血圧の構成要素とからめて見ていきましょう。

なお、血圧というと、多くは収縮期血圧をイメージすると思います。しかし、実際に生体内で重要となるのは、平均血圧*です。平均血圧は、心臓から遠いところの血管（細動脈や毛細血管）の弾力性を示しているからです。

【図2】 血圧の計算式

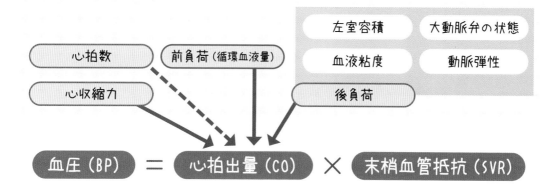

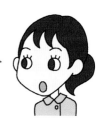

厳密には「平均血圧－中心静脈圧＝心拍出量×末梢血管抵抗」ですが、中心静脈圧の値は小さいこと、平均血圧がわかりにくいことから、本書では簡便な式を用いています。

＊平均血圧の計算式：(収縮期血圧－拡張期血圧)÷3＋拡張期血圧
　　　　　　　　　└脈圧（大動脈など、心臓付近の動脈の弾力性を示す）の計算式

　血圧の計算式「血圧（BP）＝心拍出量（CO）×末梢血管抵抗（SVR）」といわれても、何だかイメージしにくい…という方も少なくないと思います。そんなときは、何か身近な事柄に当てはめて考えると、理解しやすくなります。

　ここでは「庭の花に水をあげること」を例にとって説明してみます。蛇口をひねると5L/分の水が出る場合、直径1.0cmの太いホースと、直径0.5cmの細いホース、どちらが効率よく花に水をあげられるでしょうか？　ちょっと考えれば、感覚的に「細いホースのほうが遠くまで水を飛ばせる＝効率よく水をあげられる」ことがわかると思います。

　このことは「ホースから出てくる水圧＝流れる水の量×ホースの抵抗度合い」で求めることができます。

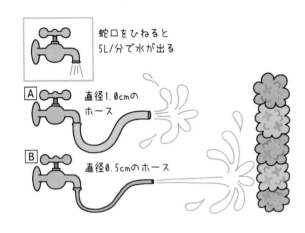

・蛇口から出る水は、A・Bどちらも5L/分。一定区間のホース内に流れる水圧は一定

・ホースが太ければ、水が流れる際の抵抗が減るため、水圧も低くなる（＝遠くに飛ばない）

・ホースが細ければ、水が流れる際の抵抗が増えるため、水圧も高くなる（＝遠くに飛ぶ）

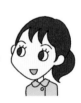

この現象は、流体に関する「ポアズイユの法則」に則って考えることができます。

　では、話を血圧に戻して考えてみましょう。蛇口から出る水の勢い＝心拍出量（CO）、ホースの抵抗＝末梢血管抵抗（SVR）に該当するのはわかるでしょうか。この2つを掛け算すれば血圧が求められることが理解できると思います。

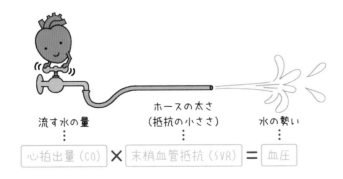

流す水の量　　　ホースの太さ（抵抗の小ささ）　　　水の勢い

心拍出量（CO）　✕　末梢血管抵抗（SVR）　＝　血圧

　なお、少しだけ注意してほしいのは、CO＝1分間あたりの心拍出量である、ということです。つまり「一回の拍出量（SV）が、1分間に何回拍出（心拍数＝HR）されたのか」を計算するため、計算式としては「CO＝SV×HR」となることを、合わせて覚えておきましょう。

掛け算だからこそ血圧は「ダイナミックに変化する」

　いずれにせよ、血圧の計算の中身は掛け算である、というのが最大のポイントです。掛け算は、足し算や引き算と比べて、計算結果の変化が大きくなるというのが特徴でしたね。

　つまり、血圧の構成要素のいずれかが低下した場合、他方が補おうとがんばるものの、結果としては血圧低下の傾向を示しやすいということになります。

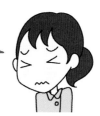

> 心筋梗塞などでCOが著しく低下すると、主要臓器への血流＝血圧を維持するため、末梢血管を締める＝血管抵抗を高めて対応しようとします。しかし結果的に血行動態が破綻し、コールドショック（いわゆるショック）に陥る、というのが思い浮かびますね。

　ただ、体内には、代償機構（何とか循環動体を安定化させようとする複雑なメカニズム）が存在します。さらに、臨床においては、疾患による障害、薬剤の作用が加わり、複雑な変化を示します。私たちは、血圧から、動的に変化していくその結果をみているのです。

心・血管作動薬を考えるときは「平均血圧」が重要となる

　平均血圧は「継続してどのくらい平均で臓器に血流が流れているか」を反映するため、臓器灌流を考える場合に重要な指標となります。平均血圧の計算式を以下に示します。

　平均血圧＝（収縮期血圧－拡張期血圧）÷ 3 ＋拡張期血圧

なぜ「収縮期血圧」だといけないのでしょうか？

120／60mmHg…平均血圧を計算すると…80mmHg ← 収縮期血圧がわずかに高値となった場合でも、平均血圧は高値となる

170／50mmHg…平均血圧を計算すると…90mmHg ← 拡張期血圧は基準値内でも、平均血圧は高値

160／80mmHg…平均血圧を計算すると…86mmHg ← 収縮期・拡張期とも高値の場合、当然、平均血圧も高値となる

　上記の計算から、血圧は、収縮期・拡張期ともに安定しており、そのうえで平均血圧が適切であることが重要であることがわかることでしょう。

心・血管作動薬は、循環の4要素の「どこ」に作用するかで分類される

　血圧を上げるためには「心拍出量に関与する薬剤か、体血管抵抗に関与する薬剤を調整すればよい」と考えるとよいでしょう【図3】。

【図3】　「血圧を上げる」ために用いる薬の考え方

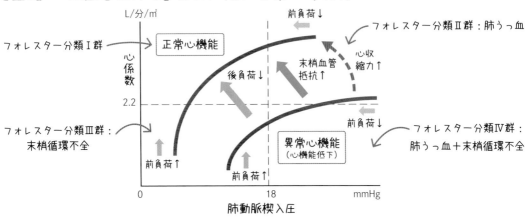

前負荷⬆	前負荷⬇	後負荷⬇	心収縮力	末梢血管抵抗
・輸液 ・輸血など	・利尿薬 ・硝酸薬 ・血液透析（除水）	・血管拡張薬 （硝酸薬）	・強心薬	・血管収縮薬

心拍出量に関与　　　　　　　　　　　　　　　　　血管抵抗に関与

　これらの薬剤の組み合わせについては、フランク・スターリングの法則とフォレスター分類 復習7 に沿って「どのようにして低下した心機能を正常に近づけようとしているのか」を意識してみると、わかりやすくなります。

　使用される薬剤*の特徴は以下のとおりです。

カテコラミン
- ・ドパミン（DOA）：低容量ではβ刺激、高容量ではα刺激
- ・ドブタミン（DOB）：β₁刺激
- ・ノルアドレナリン：αβ刺激（α＞β）、強力にα₁・α₂に作用
- ・アドレナリン：α₁・α₂およびβ₁・β₂刺激
- ・PDE阻害薬：心収縮・心拍出量の増加を促し、末梢血管拡張・心筋酸素消費量は増やさない。DOB以上にはならない
- ・バソプレシン：V₁受容体（血管平滑筋）、V₂受容体（腎集合管）に作用し、末梢血管を収縮させる

必要酸素消費量は増加

動脈拡張作用が強く、著しく血圧が低下することもあるため注意

ノルアドレナリンとの併用で、さらに昇圧作用を増強できる

復習 ⑦ 「フランク・スターリングの法則」と「フォレスター分類」

フランク・スターリングの法則は、心収縮力・前負荷・後負荷の関係を表している

　フランク・スターリングの法則を示すグラフにおいて、横軸は左室拡張期終末期圧（＝バネが引っ張られる強さ）、縦軸は一回拍出量（＝バネが戻る距離）です。

　左室拡張期終末期圧は「心臓が拡張して最大限の前負荷を受け、収縮に移行する直前の圧」、一回拍出量は「心臓の収縮により、後負荷の影響を受けた拍出量」を示します。

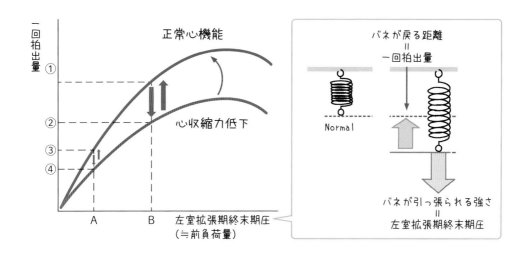

　心筋のはたらきは無限ではない（＝バネが限界を超えて伸びると戻らなくなる）ため、ある地点を超えると下降曲線として描かれます。この曲線の傾きは、心機能の状態によって大きく異なります。

　同じ左室拡張期終末期圧（≒前負荷量）であっても、心機能低下状態だと後負荷に打ち勝てず、一回拍出量が低下します（上図⬇のところ）。しかし、正常心機能なら一回拍出量は飛躍的に増加します（上図⬆のところ）。

　つまり、前負荷・後負荷・心収縮力の関係性では、心収縮力が中心となっているのです。

フォレスター分類Ⅳ群＝補助循環の適応

　フランク・スターリングの法則には、2つ問題点があります。横軸に示した「左室拡張期終末期圧（LVEDP）は直接的な測定が困難」であることと、縦軸に示した「一回拍出量は個人差が大きくなってしまう」ことです。

　一回拍出量の個人差は、同じ心拍出量でも、
　体重100kgの人と50kgの人とでは、末梢組織までの
　循環量が大きく異なることなどによって生じます。

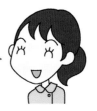

＊DOA（dopamine）：ドパミン　　DOB（dobutamine）：ドブタミン
　PDE（phosphodiesterase）：ホスホジエステラーゼ

そこで、横軸を肺動脈楔入圧（PAWP）、縦軸を心係数に変換し、ある程度の許容範囲（横軸は18mmHg、縦軸は2.2L/分/m²）を定めて4分割したのがフォレスター分類です。

フォレスター分類では、ちょうどよいところをⅠ群、心機能は保たれるが前負荷量が多い（＝肺うっ血）状態をⅡ群、心機能が低下し末梢循環不全を呈している状態をⅢ群、さらに前負荷量が増えて肺うっ血も合併したものをⅣ群として表現しています【図3：→P.46】。補助循環の適応はⅣ群に至っている状態がほとんどです。

ちなみに、肺動脈楔入圧（PAWP）は、肺動脈カテーテル（スワンガンツカテーテル【→P.71】）を用いて算出する右心系のパラメーターです。なのに、なぜ、左心系のパラメーター左室拡張終末期圧（LVEDP）の代用となるのでしょうか？　その答えは、解剖生理学的な特徴にあります。

血液は「肺動脈→肺→肺静脈→左心房→（僧帽弁）→左心室」の順に流れます。心臓が拡張するタイミングでは、左室に血液を集める（充満させる）わけですから、肺動脈から左心室は開通している状態、つまり、僧帽弁も開いた状態にあります。そのため、肺動脈をバルーンで閉塞させれば、右心系から左心系の圧を測定可能になるわけです。

肺動脈楔入圧（PAWP）＝左房圧（LAP）＝左室終末期充満圧（LVEDP）*ということですね。

右心系のパラメーター

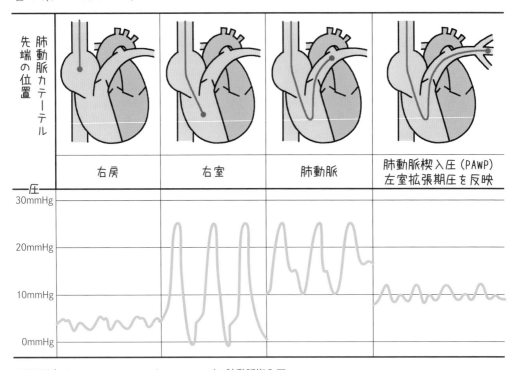

＊RAWP（pulmonary artery wedge pressure）：肺動脈楔入圧
　LAP（left atrial pressure）：左房圧
　LVEDP（left ventricular end-diastolic pressure）：左室拡張終末期圧

薬剤管理で最も重要なのは「バランス」である

【図3：→P.46】の異常心機能曲線を見てみましょう。

心機能が低くても、ある程度、輸液や輸血などを行って前負荷を増やせば、心拍出量は得られるものの、末梢循環までは得られない状況です（フォレスター分類III群）。そして、心収縮力の予備力がきわめて低いなかで前負荷が増えてしまうと、心臓はアップアップになり、肺うっ血所見も加わってしまうことになります（フォレスター分類IV群に進展）。この時点で、体内の恒常性が破綻した場合には補助循環管理を導入しますが、付加的に複数の薬剤も併用していきます。

心収縮力を高めたければ、陽性変時・変力作用*の高いドブタミン（DOB）が選択肢にあがります。それでも血圧が上昇しなければ、前負荷量も調整しつつ、付加的に強いα作用のあるノルアドレナリンを使用することが選択肢にあがります。

このような薬理学的特徴 復習8 と臨床特徴との相関関係をイメージできるとよいですね【図4】。

【図4】 心血管系作動薬が作用する方向（イメージ）

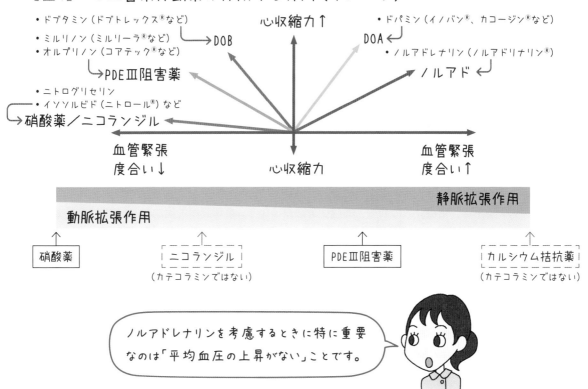

*変時作用：洞房結節に作用して心拍数を変化させる作用のこと。心拍を上昇させる正側が陽性（心拍を低下させる負側が陰性）となる。
変力作用：心収縮力を増強させる作用のこと。心収縮力を増強させる正側が陽性（心拍を低下させる負側が陰性）となる。

復習 ⑧　心・血管系作動薬の薬理学的特徴

心・血管系作動薬を理解するときには、アドレナリン受容体作用のはたらきをおさえましょう。
受容体にはいくつかサブタイプがあり、それぞれが各組織に分布し、効果を発揮しています。

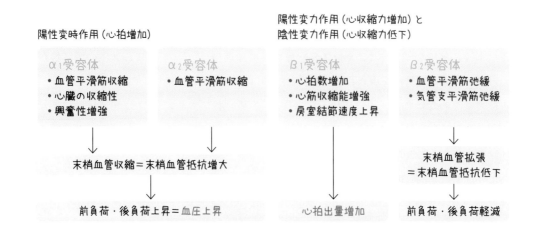

Point ❷
「薬剤の効果」はバイタルサインも併せて評価する

　心機能の変化、補助循環・薬剤効果をアセスメントするときは、必ずバイタルサインとの関連をおさえることが重要です。

　アセスメントは、治療介入の前後、看護ケアの前後など、要所要所で実施し、経時的に比較します。そうすることで、治療やケアが奏効して改善傾向なのか、原疾患や合併症などによって悪化傾向にあるのかを、具体的に把握することができます。

　医師や他職種とも同じ視点で連携を強固にすることもできますし、何よりも患者の状態異常の早期発見につなげていくことができますので重要な視点といっても過言ではありません。

　ここでは、基本的なバイタルサイン（血圧、心拍数、呼吸数、SpO₂）に注目しながら、どのようにアセスメントを進めていくのか、みていくことにしましょう【図5】。

【図5】 バイタルサインの変動と患者状態の変化（例）

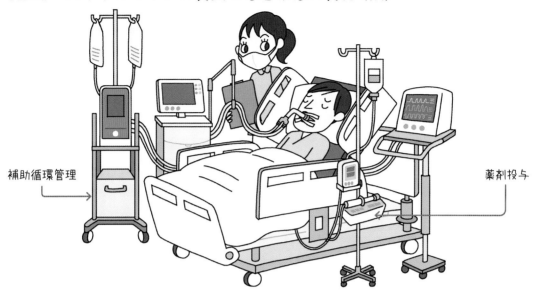

補助循環管理

薬剤投与

Ⓐ最初の状態

BP 80/60mmHg
HR 110回/分
呼吸数 26回/分
SpO2 90%
↓
心機能悪化
肺うっ血?

Ⓑ ノルアドレナリン開始

BP100/65mmHg ↑
HR 90回/分 ↓
呼吸数 20回/分 ↓
SpO2 94% ↑
↓
循環・呼吸が安定
ノルアドレナリン奏効

Ⓒ ケア後

BP 85/60mmHg ↓
HR 100回/分 ↑
呼吸数 24回/分 ↑
SpO2 90% ↓
↓
ケアが負荷と
なった状態
さらなる治療が必要

ⒹDOB併用後

BP 110/65mmHg ↑
HR 88回/分 ↓
呼吸数 20回/分 ↓
SpO2 95% ↑
↓
循環・呼吸が安定
DOB奏効

※この図で呈示したパラメーターは一例。実際には、下記以外にも循環・呼吸パラメーターはいくつも存在する。

循環・呼吸パラメーターの種類はP.64の図1
にまとめましたので、参考にしてください。

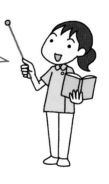

Ⓐ最初は「心拍出量が深刻に低下している」状態

BP 80/60mmHg	呼吸数 26回/分
HR 110回/分	SpO2 90%

　心拍代償を行っている（＝心拍数が上昇）にもかかわらず、有効な血圧には達していない（＝空う打ちしている）状況です。

　SpO$_2$が低下（＝酸素運搬量が低下）し、呼吸回数も非常に多くなっていることから、心機能低下に伴う肺うっ血も加わっている可能性が高い、と考えることができます。つまり、心拍出量が深刻に低下している状態とアセスメントできるのです。

　もちろん、補助循環管理下であるので、機器の問題としてPCPSの送血不良や、人工肺の酸素化能の低下なども考慮する必要があります。

Ⓑノルアドレナリン開始で「病態が安定した」状態

BP 100/65mmHg	呼吸数 20回/分
HR 90回/分	SpO2 94%

　血管収縮薬であるノルアドレナリンの効果がみられた状態です。血管の収縮に伴って末梢血管抵抗が高まることによって血圧が上昇しており、心拍代償も緩徐に軽減されています。

　SpO$_2$の上昇と呼吸数の低下も見られていることから、循環・呼吸状態ともにやや安定したことがわかります。

　ただし、これは安静時の状態です。看護ケアを実施したときに病態が悪化する可能性があるか、アセスメントしなければなりません。

Ⓒケア後に「病態が悪化してしまった」状態

BP 85/60mmHg	呼吸数 24回/分
HR 100回/分	SpO2 90%

　ケア後のバイタルサインは、Ⓐの状態に後退したかのようにみえますね。つまり、ケアを行ったことにより、何らかの心負荷がかかってしまい、病態が悪化した可能性が考えられます。

　つまり、病態悪化に対する治療介入が必要になる、ということです。

ⒹDOB併用の効果で「病態が改善した」状態

BP 110/65mmHg	呼吸数 20回/分
HR 88回/分	SpO2 95%

　心収縮力を高めるためにDOBも併用した結果、心拍出量が安定（血圧は上昇、心拍代償も落ち着いた）し、呼吸状態も落ち着いたことがみて取れます。

＊

　上記からもわかるように、アセスメントのときには、原疾患の治療状況と、使用する薬剤の薬理作用を把握したうえで、バイタルサインの変化を多面的にとらえていくことが重要になります。

> つまり、心機能が不安定なときは、特に、心拍数（頻脈）や呼吸数が変化しやすいということです。

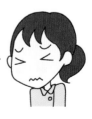

Point ③
心機能に異常があると「頻脈なのに血圧低下」が生じる

　なお、バイタルサインは、自律神経系の変化（交感神経優位になる影響）によっても変化します【図6】。自律神経系の変化は、興奮や不穏、せん妄、不安が強いときなどにも生じます。

　このような場合、心機能が正常ならば、頻脈に伴って血圧が上昇することが予想できます。しかし、心機能に異常があると、頻脈になっても血圧が下がることがあります。

　患者に寄り添い、心身をケアしていきながらも、こういった視点をもって患者の看護に当たることは、看護の専門性といった意味からも重要な視点だと筆者は考えています。これは「看護師だから」というよりは、補助循環管理を扱う医療チームの一員として必須のスキルだと思います。

【図6】　自律神経系変化に伴うバイタルサインの変化

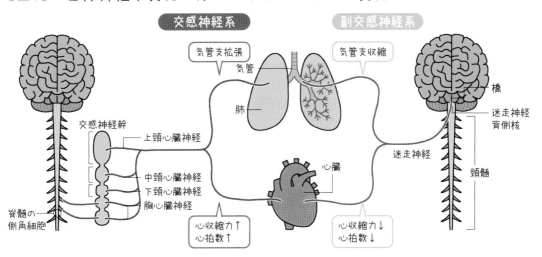

ストレス（緊張や不安、呼吸不全、発熱）
↓
交感神経、脊髄神経の機能亢進
↓
カテコラミン放出
（アドレナリン、ノルアドレナリン）
↓
心拍数上昇　→　末梢血管収縮
↓
血圧上昇

リラックス時（ストレスがないとき）
↓
副交感神経、迷走神経の機能抑制
↓
エネルギー貯留
↓
心拍数低下
↓
血圧低下

＊交感神経線維の損傷、迷走神経反射でも、同様の反応が生じる。

補助循環の「プラス要素と マイナス要素」をおさえる

ココ→ **④**

Point **1**

患者にとって「何がプラス／マイナスなのか」は、
補助循環の目的から判断する

補助循環管理の導入時期も、軌道に乗っている時期も、補助循環の目的である血流の安定化と全身の酸素化を維持していくことが重要です。臨床では、この2つの目的を阻害する「マイナス要素」を早期に排除し、可能な限り「プラス要素」となるケア介入を行うことが求められます。

マイナス要素の多い状況にある場合、プラスの要素を見つけ出して状況改善に取り組むといった微妙なさじ加減も重要です。予測して防ぎ得るリスクも多いですが、侵襲的治療や管理を継続するうえでは、対症療法的にそのつど対応策を講じなければならないことも少なくありません。そのような臨機応変な対応を行うためには、以下の3つに分けて考えていくのがポイントとなります。

❶ 補助循環管理中の問題・課題点に至る原因（誘因・背景も含む）←─ 例：患者の要素
　 を考える （併存症や不眠、
❷ 上記❶がマイナスになる影響を、補助循環の2つの目的（血流の せん妄など）・治療上
　 安定化と酸素化の維持）に沿って考える の合併症・補助循環
❸ 上記❷の改善に必要なプラスの要素を考える（具体的な治療・ 管理上の問題など
　 看護ケア計画）

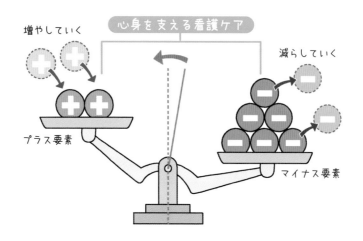

では、補助循環管理を継続していてよくみる「貧血の進行（血清Hb値の低下）」という症状を例に挙げ、❶〜❸の視点で考えてみましょう【表1】。

【表1】 「３つのポイント」に基づく考え方（例）

視点・ポイント		考えられることの例
❶原因・背景	患者要素	• もともと貧血傾向である（例：腎不全患者の腎性貧血）
	治療上の合併症	• カテーテル感染や肺炎などを起因とする敗血症からのDIC（播種性血管内凝固症候群）※合併、それに伴い易出血傾向が進展し、各ライン挿入部から出血が持続する • 高度な身体ストレス状況下により、上部消化管出血を呈している
	補助循環管理上の問題	• PCPSの遠心ポンプによる血球破壊・溶血による影響がある（Hb、血小板などの破壊） • 補助循環装置を駆動するために使用した抗凝固薬により易出血傾向を示し、各ライン挿入部からの出血が持続している • PCPS回路交換により、回路分の血液を排血した
❷マイナス要素	血流の安定化への影響	• 出血→循環血液量（前負荷量）の喪失→一回拍出量（SV）の低下→心拍出量（CO）の低下・代償性頻脈（心仕事量の増大）→血圧低下（同時に心負荷も）→全身の血流の低下→臓器灌流量の低下→臓器障害の深刻化
	全身の酸素化への影響	• Hbの喪失→酸素運搬能（DO_2）の低下→全身の酸素化の低下→末梢臓器の低酸素状態の進行→代謝異常→臓器障害の深刻化 • 低酸素状態の改善、あるいは代謝改善に向けた呼吸代償も生じる 　★呼吸回数上昇→呼吸仕事量増加→酸素消費量増加→心仕事量も増加→心負荷（負の連鎖） 　★「息苦しさ」は、精神的・心理的な危機にも進展しやすい（＝不穏状態への進展）
❸プラスの要素	治療	• 合併疾患の治療（対症療法） • 出血に対する処置 • 輸血の検討 • 感染管理、予防的抗菌薬投与・適正抗菌薬使用
	看護ケア	• ライン感染予防ケア • 肺炎予防ケア

※DIC（disseminated intravascular coagulation）：播種性血管内凝固症候群

　しかし、【表1】からもわかるように、なかなか「マイナス要素」と「プラス要素」を振り分けて考えづらいのが臨床の難しいところです。病態や治療、補助循環管理に伴うことが複雑に関係していることを考慮しながら、方向性を考えなければなりません。

　患者は、これらの病態すなわち身体的レベルの変化に加え、精神・心理・社会的レベルの変化を生じるため、心身の両面をみつつ治療・看護ケアを具体化していくことも、非常に重要な視点となります。全人的な看護の重要性が問われることが、よくわかるでしょう。

　次頁からは、「補助循環管理中、血圧が低下した」場合について一緒に考えていくことにします。

「循環管理に視点を置いたアセスメント」を行うのが大前提

補助循環管理を行っている患者の血圧が低下した場合、まずは循環管理の視点を軸に、身体面で起こっている出来事に対して、以下のような流れで思考を展開していきます。

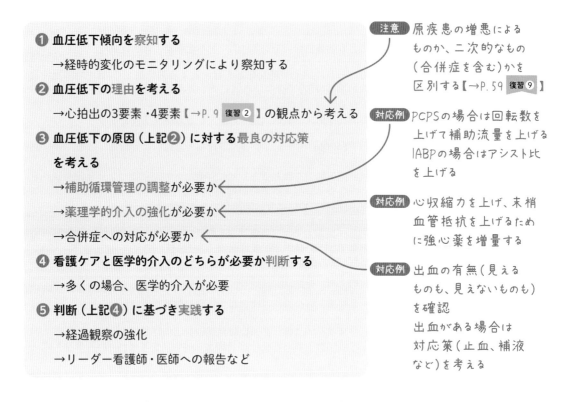

しかし、補助循環管理中には、上記の視点だけでは解決策が見当たらない状況にも、しばしば直面します。

血圧低下が生じ、迅速・的確に対応しても、病態の深刻さによっては思ったとおりに改善しない場合もあります。その結果、脳の低酸素・低循環や、せん妄・高度の不穏が生じることも少なくありません。その状況が持続すると、さらに循環・呼吸にも影響が及びかねません。

本来であれば、鎮痛・鎮静薬などの薬理学的介入も検討しますが、循環動態が不安定だと、なかなか使用・増量しにくいのも事実です。

このような場合、全人的な視点で患者を看る―患者の届けられぬ声を拾い上げる―べきだと私は考えます。

補助循環管理中の不穏・せん妄のケアも考える

ここで、状態のよくない補助循環管理中の患者にときどき出現する不穏・せん妄についても考えてみましょう。

補助循環管理を行っているときにせん妄・不穏をきたした患者は、もしかしたら、以下のような状況にあるのかもしれません。

> - 呼吸器の同調性が悪く、呼吸がしづらくて苦しくて、でも、誰も助けてくれなくて暴れていた
> - 手はすぐに無言で縛られて、怖くて、苦しくて、つらくて暴れていた
> - もともと腰痛持ちで、こんなに長く寝ていて、腰が張り裂けそうに痛くて、少し動かそうとすると怒られて、どうしていいのかわからなくて暴れた
> - 鼻が痒いのにかけなくて、怒った
> - 家族に会えなくて、病気もよくならなくて、先生も教えてくれなくて、苦しかった
> - 生きられるのか、もうダメなのか、知りたかった
> - 怖くて怖くてどうしようもなかった
> - 仕事が心配で、連絡したかったのに、方法が遮断されていて怒った

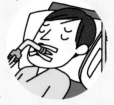

もちろん、上記を訴えた患者が、病態に合併する脳機能不全に陥っている可能性もあります。しかし、病気や身体の側面も看みながら、それ以外の側面のリスクに気づき、適切なケアを実践することが肝要だと私は考えています。

Point 2
補助循環管理中も「全人的な視点」で具体的な看護ケアを考える

補助循環管理の患者を受け持つ場合、業務量が非常に多いなかで、多重課題に直面するのは事実です。しかし、そのなかでも「病気を診るだけでなく、病気になっている人を看ること」を常に念頭に置きながら、看護チーム（医療チーム）と連携を図りつつ、個別性のある看護を提供できるよう心がけることが重要です。

次頁では、2つのケースについて、必要な具体的看護ケアについて考えてみましょう。

> 臨床でよく出合う対応に悩む場面として「導入初期の鎮静管理」「実施中のせん妄対応」について考えてみることにします。

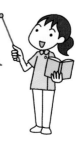

CASE① 補助循環導入初期の高度不穏。
血行動態が不安定で、鎮静薬を使用しにくい…

❶患者の状況

　重症急性心筋梗塞の場合、著しい心ポンプ機能の喪失により、血行動態が不安定になることが多いです。この状況を改善するために侵襲的治療（補助循環管理、気管挿管下での人工呼吸管理）を行います。

　治療の侵襲度が大きいほど、患者が受ける苦痛・苦悩も強くなるので、その介入も必要です。つまり、鎮痛・鎮静管理を十分に行いながら、補助循環管理を行うことが求められるのです。

　しかし、鎮静薬の副反応には血行動態への影響（血圧低下、徐脈など）もあるため、鎮静管理に難渋する場合があります。

❷看護ケア

　特に補助循環管理の導入初期は、救命治療を主眼として、各職種が治療・ケアを実践しているため、非常に混沌とした状況にあります。しかし、状況が複雑であればあるほど、少し立ち止まって「患者が受ける苦痛、そして、その状況を目の当たりにしている家族の苦痛も大きくなっている」という事実を考えなければなりません。

　患者・家族の世界観を推し量りながら、身体的な苦痛（予想可能）だけでなく、患者の成長発達段階を含めた生活背景にも広く目を配り、非薬理学的な介入としての寄り添い方を具体的に考え、実践していくことが必要です。

　私は、高齢患者の不穏が「ある程度、家族（配偶者）が付き添うことで落ち着いた」ケースを経験しました。そのとき、家族が「私たち夫婦は365日一緒にいなかったことがなく、寝るときにも手をつないでいたんですよ」と話していたのが印象に残っています。

　また、壮年期患者の不穏が「直近の仕事の不安が解消された」ことで落ち着いたケースも経験しました。

　経験則かもしれませんが、臨床で出会った1つ1つの現象を蓄積すると、患者個々の生活背景にも目を向けて療養環境を整えていくことの重要性を実感します。

急性心筋梗塞は、高齢者に多い疾患です（高齢になるほど
女性患者も増える）が、最近は若年性のケースも増えています。
私たち看護師は、さまざまな背景をもつ患者・家族母集団に
対して看護を実践していることを忘れてはいけません。

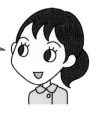

同時に、身体的安定性を高めながら治療に参画し、至適な鎮痛・鎮静管理への提案も行い、全人的なケアを展開していくことが重要と考えます。

限られたマンパワーのなかで、看護マネジメントとしては、これらに対応できるよう、意図的に看護チーム内の人員采配を行い、適切に寄り添える実践を展開していくことも重要です。

【まとめ】 Case1における「プラス要素とマイナス要素」

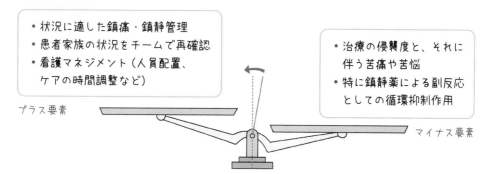

- 状況に適した鎮痛・鎮静管理
- 患者家族の状況をチームで再確認
- 看護マネジメント（人員配置、ケアの時間調整など）

プラス要素

- 治療の侵襲度と、それに伴う苦痛や苦悩
- 特に鎮静薬による副反応としての循環抑制作用

マイナス要素

復習⑨ 梗塞部位により、起こりうる合併症の種類は異なる

心筋梗塞では、梗塞部位がどこかによって、生じる合併症は大きく異なります。これらが原因となり、血行動態に障害をもたらす可能性は低くありません。

血圧低下の理由（原因）を探るときには、原病歴とその治療経過にも焦点を当てることを忘れないようにしましょう。

梗塞部位		合併症	血行動態低下の成因
下壁	右冠動脈中枢側	房室ブロック：電気的合併症※	4要素の1つの心拍数が低下する
	上記以外	急性僧帽弁閉鎖不全：機械的合併症（後内側乳頭筋断裂）	僧帽弁が閉鎖不全に陥ることで、有効な心拍出量が得られなくなる
前壁・前壁中隔	左前下降枝中枢側	心室性期外収縮頻発：電気的合併症 心室細動・頻拍：電気的合併症	4要素の1つの心拍数が有効にならない（＝心拍出量が維持できない）
	左前下降枝中枢側	心室中隔穿孔：機械的合併症	心室中隔穿孔により、心室での左右シャントが生じ、血行動態の悪化と急激な肺うっ血所見を併せて認める

※電気的合併症：心虚血により、心筋細胞が電気的に不安定になることから生じる合併症。心室頻拍（VF）・細動（VT）、房室ブロックなどが挙げられる。

CASE② 補助循環管理を長期継続している患者が、せん妄状態となった…

❶患者の状況

　補助循環管理を長期に行っている患者の多くは、血行動態が不安定で、臥床安静期間が長引いています。その結果、導入早期には起こりにくい合併症や、原疾患とその治療・管理以外の問題点も、臥床安静の長期化に伴って深刻化します。

　例えば、気管挿管による人工呼吸管理・鎮静管理が長期化すると、背側の無気肺（重力によって肺の背側が潰れる）や、誤嚥性肺炎（呼吸器関連肺炎）などといった呼吸器合併症が発生し、より酸素の取り込みが阻害されやすくなります。心機能が低いなかでこれらのマイナス要素が重複すると、さらに心仕事量が増大し、血行動態にも悪影響が及び、負の連鎖が続いてしまいます。このような状況に、身体側の酸素消費量が増加する状況（不穏や感染など）が重なると、より状況は深刻になります。

　また、鎮静管理の長期化は、筋骨格系にも大きな影響を及ぼします。筋力の低下だけでなく、さらに深刻な腰痛や関節痛を招く恐れもあります。

　このような複合的要素により、患者はせん妄状態に陥りやすくなるのです。

　交感神経優位になると、高頻拍状態による弊害も出現します。酸素化しにくい肺循環を経た血液が体循環へと流入していくことで、通常のPCPSの流量では調整が難しくなり、負の連鎖が深刻化し、さらに悪い状況に陥ることも考えられます。

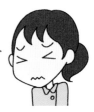

> 人工呼吸管理による呼吸器合併症には、無気肺、人工呼吸器関連肺炎、呼吸筋廃用・疲労による呼吸仕事量の増大などがあります。

❷看護ケア

　CASE① で述べた心身面を支える看護ケア介入に加え、長期管理で陥りやすいリスク（マイナス要素）を早期に予測して、負の連鎖を断ち切るためリスク因子・要因に対するケア介入も必要になります。

　みなさんの施設でも血行動態が不安定なときには、人工呼吸管理中の呼吸器合併症を減らすため、体位変換や口腔ケアに注目したり、できる範囲でのベッドサイドリハビリテーションを少量頻回に実施したり、いくつかのケアを並行して実践（ケアバンドル）していることでしょう。

　ケアの方向性を考えるうえで、「いま行っているケア」と「中長期的に予測・懸念されるリスク因子・要因」の関係性を考え、予防的な介入も含めて実践していくことが重要です。

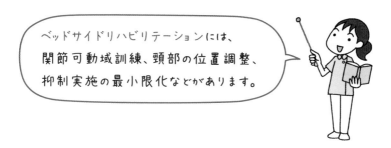

ベッドサイドリハビリテーションには、関節可動域訓練、頸部の位置調整、抑制実施の最小限化などがあります。

【まとめ】　Case2における「プラス要素とマイナス要素」

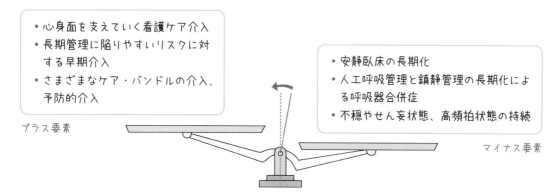

・心身面を支えていく看護ケア介入
・長期管理に陥りやすいリスクに対する早期介入
・さまざまなケア・バンドルの介入、予防的介入

プラス要素

・安静臥床の長期化
・人工呼吸管理と鎮静管理の長期化による呼吸器合併症
・不穏やせん妄状態、高頻拍状態の持続

マイナス要素

Point ❸
「看護チームの実践力」を高めるにはマネジメント能力が不可欠

　看護を提供するうえでは、複数の要素を考えることが重要です。最も大切なのは「患者にとって、よりよい成果を得ること」だからです。

　患者は、看護チームによる継続ケアを受けます。そのため、勤務帯ごとに看護実践力が異なる（特定の勤務帯でだけすぐれた看護実践が行われる状況）よりも、看護チームの平均的実践力を高めたほうが、患者によい影響をもたらすと考えられます。

　看護チームを率いるためには、マネジメント能力も必要です。そのため、患者や家族・院内システム・医療チームを束ねる管理的視点をもち、リーダーシップを発揮する実践も必要不可欠です。加えて、日々の臨床看護実践のなかで「よい経験」を積み重ねていける教育システムも重要です。

補助循環管理を行っている場合は特に、治療の限界を迎える場合も少なくありません。このような場合には倫理的介入も必要となるため、この領域でのエキスパートの活用も、時には必要です。

臨床では、これらの要素が断層的にあり、それぞれの関係から生じる相乗効果が、患者の最大利益と安全保障につながっていくと考えられます。

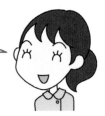

看護管理者の役割も重要ですが、それ以上に、看護チームの一人ひとりに芽生えるリーダーシップ・マネジメント力が重要です。継続学習を積み重ね、実践経験を振り返ることが、重要なのもしれません。

誰もが「どこかの領域のエキスパート」という認識をもつ

ここでいう「エキスパート」とは、必ずしも救急・集中治療医、救急看護・集中ケア（あるいはクリティカルケア）認定看護師や急性・重症患者専門看護師、特定看護師、診療看護師だけを指しているわけではありません。ICUにいる医療者だけの視点に偏らないよう、さまざまな見解をもつ経験者が必要であることは強調したいところです。

- 全看護チームの看護師メンバー　←　それぞれの領域でのエキスパートが必要
- ベテランの先輩看護師
- 看護師長
- ICU以外の経験豊富な看護師
　（必要時は緩和ケアチーム看護師など）
- ソーシャルワーカー
- 理学療法士など

私は、急性・重症患者看護専門看護師として、難しい倫理事例にかかわり、時にリーダーシップを発揮することもありますが、「自分は患者の問題を解決するために必要な1つのリソースであり、チーム内の潤滑剤だ」と考えています。患者・家族を含め、さまざまな視点、角度からよりよい療養環境を考えることが、急性期でも重要なのです。

意見を出しやすい組織風土・文化を醸成することも重要ですね。

実践のコツ　PCPS＝V-A ECMO≒ECPR

　臨床では「PCPS」という呼ぶことに慣れていると思いますが、最近ではECMO(extracorporeal membrane oxygenation：体外式膜型人工肺)と呼ぶことも増えてきました。ECMOは、循環不全と呼吸不全に対して行うことから、以下のように区別しています。

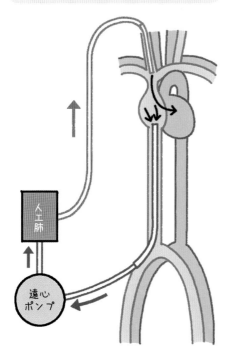

V-V ECMO(呼吸ECMO)

静脈血を静脈系(V)より引いて酸素化し、再び静脈系(V)に戻す呼吸不全に対して用いられる

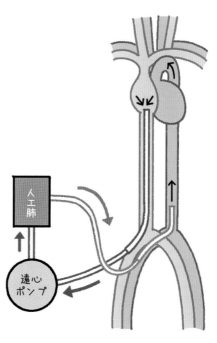

V-A ECMO(循環ECMO＝PCPS)

静脈血を静脈系(V)より引いて酸素化し、動脈系(A)に戻す循環不全に対して用いられる

　また、救急などでは心肺蘇生時に補助循環管理を行う場合もあります。PCPS＝V-A ECMOと同じ考え方なのですが、ECRP(体外循環式蘇生：extracorporeal cardiopulmonary resuscitation)と呼ばれます。用語がいくつか混在しますが、何がどのような意味を表現しているのかを覚えておくとよいでしょう。

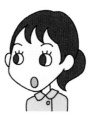

最近、論文などでは、PCPSより「V-A ECMO」と呼ぶことのほうが多いように思います。

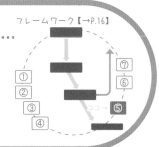

「病態悪化の徴候と理由」をおさえる

Point 1

「パラメーターの変化」と「病態・治療の経過」を結びつけて考える

　補助循環管理中には、実施した治療・管理によって、患者の状態がどう変化したか（改善傾向なのか悪化傾向なのか）をすみやかに把握することが重要です。そのため、1つ1つの変化の徴候を迅速かつ的確に把握する必要があります【図1】。看るべき視点は、以下の3つです。

❶ 原疾患（病態）経過

❷ 治療状況（人工呼吸管理・心血管作動薬なども含めて）

❸ 補助循環管理の状況

【図1】　補助循環管理の状況把握に役立つ全身のパラメーター

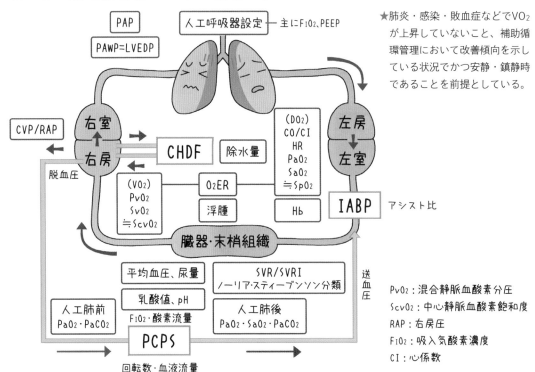

★肺炎・感染・敗血症などでVO_2が上昇していないこと、補助循環管理において改善傾向を示している状況でかつ安静・鎮静時であることを前提としている。

PvO_2：混合静脈血酸素分圧
$ScvO_2$：中心静脈血酸素飽和度
RAP：右房圧
FiO_2：吸入気酸素濃度
CI：心係数

Point ❷

IABPの効果は徐々に現れる

心拍出量の3要素・4要素【→P.9 復習❷】を思い浮かべながら「心収縮力が低下している状況で、IABPで後負荷を軽減できたらどうなるか」を考えてみましょう【図2】。

IABPでみるべきポイント① 心拍出量の増加→臓器灌流量の増加

ダイアストリック・オーグメンテーションとシストリック・アンローディングの効果により、心拍出量は増加します。その結果、臓器灌流量が増加するため、平均血圧は安定化（上昇）します。

【図2】 IABPによって得られる効果と関連するパラメーター

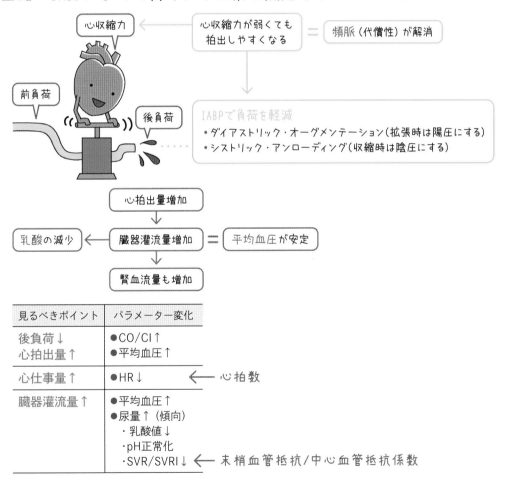

見るべきポイント	パラメーター変化
後負荷↓ 心拍出量↑	●CO/CI↑ ●平均血圧↑
心仕事量↑	●HR↓ ← 心拍数
臓器灌流量↑	●平均血圧↑ ●尿量↑（傾向） ・乳酸値↓ ・pH正常化 ・SVR/SVRI↓ ← 末梢血管抵抗/中心血管抵抗係数

　PCPSほど顕著な効果とまではいかないものの、臓器灌流量の増加により腎血流量も増えます。その結果、尿生成も進み、尿量を維持できるようになります（めやすは0.5mL/kg/時）。尿量を維持できることは、体内の水分バランスが適正に維持できていること、体内の老廃物も問題なく排泄できていることの証拠となるため、厳密な測定と観察が必要です。

　なお、尿量は通常1,000～1,500mL/日程度ですが、腎臓での濃縮能力が高ければ約半量になる場合もあります。しかし、半量以下に減ってしまう場合、臓器灌流量つまり血流・循環血液量の低下、急性の腎不全の発症、出血など、重大な原因が潜んでいる可能性があります。これらを見すごさないように、「0.5mL/kg/時」が1つの指標になっているのです。

　血行動態が安定していけば、循環不全によって生じた乳酸値上昇も改善します。また、IABPのサポートによって心仕事量が低減すれば、代償性頻脈も解消されてきます。

　これらのよい徴候が経時的に認められるか、血行動態のメカニズムとIABPサポートとの兼ね合いを考えながら観察するとよいでしょう。

Point ③
PCPSの効果は、IABPよりすみやかに現れる

　PCPSは通常、血行動態に対しては、IABPより早期に効果を認めます【図3】。

　ただし、PCPSは逆行性送血であるため、IABPとの併用によって、後負荷が十分に軽減されていることを確認することが重要です。

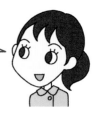

IABPは圧サポートですが、PCPSは流量サポートなので、直接、循環動態に関与するため、すみやかに効果が得られます。

　一般的には、PCPSの送・脱血に問題がなく、原疾患以外に代謝亢進の原因がない場合には、全身の血流・酸素化の改善により、多くの場合、早期に乳酸値が改善します。

　乳酸値が改善しない場合、管理上の問題である可能性もありますが、心機能を含めた全身状態が著しく悪く、救命不可能な状況かもしれないため、十分な注意が必要です。

【図3】 PCPSによって得られる効果と関連するパラメーター

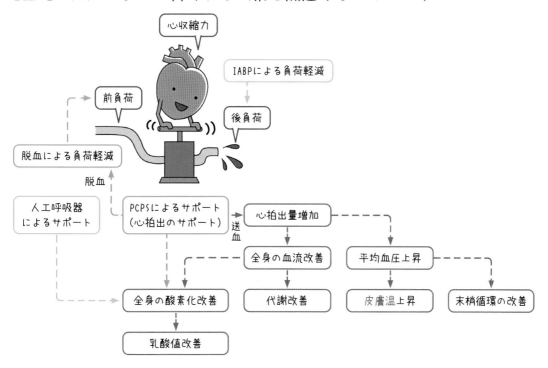

見るべきポイント	パラメーター変化
臓器灌流量↑ 血流維持・代謝是正	・平均血圧↑ ・尿量↑（傾向） ・乳酸値↓ ・pH正常化 ・SVR/SVRI↓ ・心仕事量↓ ・HR↓
全身酸素化の安定化 酸素運搬の安定化	Hb基準値内ならば ・右手ABG↑ 呼吸状態が安定化すれば ・乳酸値↓ ・pH正常化 ・SvO_2/$ScvO_2$ 50〜75％
その他	前負荷軽減については ・CVP/RAP↓（軽微） ・CO/CI↑（極軽微） 人工肺の酸素化能については ・人工肺前ABG＜後ABG

＊ABG：動脈血ガス

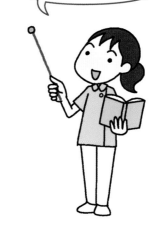

血液浄化療法（CHDF）を
併用している場合は、
・腎機能改善　・除水量
・尿量　・浮腫軽減
の有無もチェックしましょう。

また、安定したCO（心拍出量）が得られれば、徐々にSVR（末梢血管抵抗）が正常に戻る余地が生じます（血圧の計算式「BP＝CO×SVR」【P.43】から明らかです）。末梢循環不全が改善してくれば、皮膚温度も徐々に温かみを帯びると考えられます。状態が不安定でノルアドレナリンなどを使用している場合も多いため、使用薬剤とともに、これらの反応を見ていくとよいでしょう。

なお、PCPSを使う患者の病態は深刻なので、【図1】（→P.64）で示したようなパラメーター変化は一様ではありません。心原性ショックに陥った場合、急性腎障害（acute kidney injury：AKI）により、尿量が指標となりにくい場合もあります。

PCPSでみるべきポイント② 血流維持→全身酸素化・酸素運搬の安定化

血流が維持されると、全身の酸素化改善が期待できます（酸素運搬量の計算式「$DO_2＝CO×CaO_2×10$」復習③【→P.10】から明らかです）。

DO_2（酸素運搬量）が安定し、極端なVO_2（酸素消費量）の上昇がなければ、$SvO_2/ScvO_2$（混合静脈血酸素飽和度/中心静脈酸素飽和度）も上昇してくることが期待できます。ただし、DO_2（酸素運搬量）の安定性は、自己心側の酸素化にも左右されます。そのため、人工呼吸器の設定なども併せて考える必要があります。

また、頻脈もDO_2（酸素運搬量）不安定の原因となるため、循環動態への影響を懸念しながら、適切な鎮痛・鎮静管理を行うよう留意します。

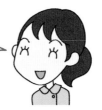

人工呼吸器設定では、
・F_IO_2　・PEEP　・右手ABG　・E_TCO_2
をチェックします。

PCPSでみるべきポイント③ 前負荷軽減→循環パラメーターの変化

脱血によって、軽度の前負荷軽減も期待できます。臨床的に、どの程度の軽減が可能かは明らかになっていませんが、CVP（中心静脈圧）やRAP（右房圧）、CO（心拍出量）やCI（心係数）に影響すると考えられます。

＊

なお、人工肺の酸素化能が悪化すると、酸素化の安定性には著しい悪影響が及びます。これにより、呼吸・循環パラメーターが大きく変化しうるため、酸素化能の変化、人工肺の劣化が生じていないかを確認することが重要です。臨床工学技士などと協働し、モニタリングしていきます。

Point 4

パラメーターをみるときは「経時的な変化」をチェックする

　モニタリングを行ううえでは、超急性期であれば数十分〜数時間単位、亜急性期であれば1日単位、それ以降では数日単位での変化を見ていくとよいでしょう。

　電子カルテ内の重症チャートの「時間範囲・幅」を切り替えて、経時的にどのように変化しているのかをみます【図4】。

【図4】 重症チャート（例）

重症チャートの表示される時間範囲・幅は4時間で初期表示されるという設定になっていた場合

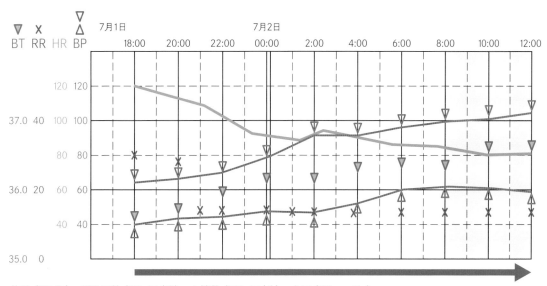

体温（BT:℃）、呼吸回数（RR:回/分）、心拍数（HR:回/分）、血圧（BP:mmHg）

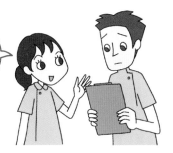

紙カルテの場合は「数日ぶんを横並びにしてみる」などで代用できます。

バイタルサイン変化は「時間範囲」によって、見え方が異なることもある

　まず、【図4：→P.69】の「7月2日12時の情報だけ（青色に塗られている部分）」を見てみましょう。表示されるグラフは8〜12時時点の情報です。この時間範囲・幅でみる限りでは「さほど大きな変化はないな」と安心できるイメージを持ちます。

　しかし、入室時（7月1日18時時点）からの情報を、24時間表示（➡で示した部分）で見てみるとどうでしょうか。以下のようなイメージをもちませんか？

❶入室当初は、代償性に高度頻脈となっているものの血圧　←─　<例>
　が上昇していない。血圧の構成要素の何らかの異常があ
　るのかもしれない
　　　　　　　　　　　　　　　　　　　　　　　　　　　　・出血による前負荷量の
　　　　　　　　　　　　　　　　　　　　　　　　　　　　　減少（血液減少性ショック）
❷その後の治療介入により、徐々に血圧が上昇。脈圧も拡　　・心機能低下による
　大し、収縮期・拡張期血圧も安定してきた。体温も、血　　　一回心拍出量の低下かつ
　行動態の安定化に伴い、徐々に正常に戻ってきている　　　代償性頻脈でも心拍出量
❸あれ？　　　　　　　　　　　　　　　　　　　　　　　　　　の低下を阻止できていない
　当初は代償性に頻呼吸を呈していたのにもかかわらず、7　　（心原性ショック）
　月1日21時ごろを境に、呼吸回数が12回/分前後に低下し
　ている。なぜだろう？

　臨床で重症チャートを見たり、情報収集をしたりするとき、私たち看護師は、もっと多くの情報をもっています。例えば「7月1日21時に挿管・人工呼吸管理を開始。さらにカテコラミンを複数併用し、かつ補助循環管理も開始」という情報や、それぞれの「薬剤投与量や設定など」の情報も加わっているとすればどうでしょうか。

　上記で述べたバイタルサイン経過は治療介入によるところが大きいこと、さまざまな治療・管理が奏効している（病態も悪化していない）状況であることなど、さらに深く、多面的に患者の置かれている臨床状況を解釈できるようになるはずです。

　また、この経過であれば「状態悪化時に増量したカテコラミンの減量や複数薬剤の整理、補助循環管理の設定を下げることも検討できるかも…」など、全体を網羅的に把握することにもつながります。このような視点が増えることで、医療チーム内での共通話題も増えてくるでしょう。この点こそが、実は重要な能力・視点なのかもしれません。

SvO₂、ScvO₂の「長期的な変化」を読み取る

SvO₂、ScvO₂の「長期的な変化」を読み取る

最近では、侵襲性の観点から、肺動脈カテーテル（スワンガンツカテーテル）を挿入してSvO₂（混合静脈血酸素飽和度）を測定する状況は少なくなりました。循環動態不安定の原因が判然としない場合や、厳密なモニタリングを要する場合にのみ使用されている印象です。

その代わり、ScvO₂（中心静脈血酸素飽和度）測定機能のついた中心静脈カテーテル（オキシメトリーCVカテーテル）を用いて血行動態と酸素需給バランスをモニタリングするデバイスが汎用されています【図5】。

【図5】 肺動脈カテーテルと中心静脈カテーテル

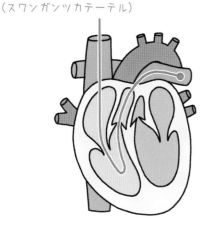

肺動脈カテーテル
（スワンガンツカテーテル）

SvO₂：混合静脈血酸素飽和度

- カテーテル先端：肺動脈内
- 上下大静脈が合わさった後の静脈血を反映
- 体側での酸素消費量の増減による変化を受けやすい

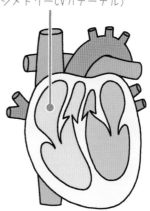

中心静脈カテーテル
（オキシメトリーCVカテーテル）

ScvO₂：中心静脈血酸素飽和度

- カテーテル先端：上大静脈側（頸側よりアプローチの場合）
- 頭・上肢側から来る静脈血を反映
- 脳での酸素消費量の増減による変化を受けやすい
- 乳酸値と組み合わせると、全身状態を予想できる

※SvO₂は肺動脈カテーテル先端、ScvO₂はCVカテーテル先端で測定するため、若干の違いがある。

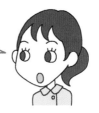

オキシメトリーCVカテーテルは、特に敗血症の患者管理など、厳密な呼吸・循環管理を要する場面で使用されます。

静脈血側の酸素飽和度の変化をみていくということは、心拍出量、ヘモグロビン、全身の酸素化能（肺の状態とDO_2の安定性）と酸素消費量（VO_2）をモニタリングしている、ということと等しいです【→P.5 復習1】。つまり、これらのパラメーターから、患者に対する看護ケアの侵襲度・心負荷の程度を推し量ることができるのです【図6】。

その他のパラメーターと組み合わせれば、呼吸・循環動態の変化、あるいは見えないところの出血などはないか、体内の水分出納管理に過不足はないか、心身の変化や感染などに伴って酸素消費量は増えていないか…なども確認できます。

【図6】 SvO_2と$ScvO_2$から何がわかるか

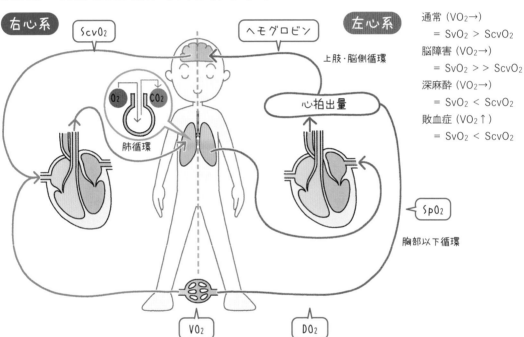

通常（VO_2→）
= SvO_2 > $ScvO_2$
脳障害（VO_2→）
= SvO_2 ＞＞ $ScvO_2$
深麻酔（VO_2→）
= SvO_2 < $ScvO_2$
敗血症（VO_2↑）
= SvO_2 < $ScvO_2$

右心系 / $ScvO_2$ / ヘモグロビン / 左心系 / 上肢・脳側循環 / O_2 / CO_2 / 肺循環 / 心拍出量 / SpO_2 / 胸部以下循環 / VO_2 / DO_2

看護ケアによるSvO_2、$ScvO_2$の変動では「基線に戻るか」が重要

SvO_2や$ScvO_2$も、定点の「数値の変化」ではなく、なるべく長い時間軸で変化の推移をみるとよいでしょう。

表示する機種によっても異なりますが、通常は【図7Ａ】のような経過を示します。当初は、心機能も悪いために数値は下降していたものの、治療や各種管理を行った結果、安定化してきた様相です。その後にみられる規則的な下降は、看護ケアの実施による変動（多くは心負荷、酸素消費量の増加など）だと思われます。いったん下降しても、再度基線までに戻っているので、「適切なケアを提供できている」と考えられます。

一方、【図7 Ⓑ】のパターンでは、そもそも基線が安定していません。看護ケアなどを行った後、下降傾向を示しているということは、何らかの異常があるか、行った看護ケアの侵襲度が高かったのではないか、と推測できます。

【図7】 SvO_2 や $ScvO_2$ の推移（イメージ）

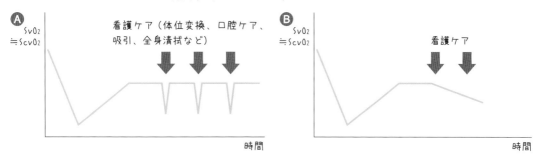

実際に看護記録を参照すると、規則的な下降の多くは看護ケアと合致するはずです。

「たかが数値、されど数値」というように、補助循環管理を行っている患者の多くは、自らの声で体の変調を訴えられません。だからこそ、私たち看護師は、こういったパラメーターの解釈を通じ、患者の真の訴え・変化に気づき、最良の看護ケアを提供しなければなりません。

経時的な変化に気づき、そのうえで「原疾患や治療の経過」「補助循環管理の経過」などを総合的にとらえて原因・誘因を明らかにし、迅速かつ的確に医師へ報告することが重要です。

実践のコツ SpO_2、SaO_2、PaO_2 の関係性と特徴をおさえる

SpO_2 は、指や耳朶など局所における酸素飽和度を測定した値です。そのため、末梢循環不全などに左右されやすいのが特徴です。

一方、SaO_2 は、血液ガス分析などで体内全体

正確に測定するなら SaO_2、非侵襲的に簡便に測定するなら SpO_2 と覚えておけば問題ない

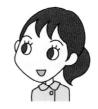

における酸素飽和度を測定した値です。動脈血で測定されるので正確性が高いのが特徴といえます。

なお、ヘモグロビンに対して結合できる酸素分子量の上限は限られている（1つのヘモグロビンに4つの酸素分子しか結合できない）ため、酸素飽和度は、動脈血酸素分圧（PaO_2）と比例関係にはないことに注意が必要です。これらの関係性は酸素解離曲線【図2：→P. 19】などに示されているので、併せて覚えておくとよいでしょう。

パラメーターを「看護ケアのエビデンス」として活用する

　臨床のベッドサイドでは、さまざまな呼吸・循環パラメーターを取り扱っています 復習⑩ 。それは動的（刻々と変化する）で多次元的な情報です。

　これらの情報をエビデンス（根拠）として、看護実践を患者の状態に見合った最良な方略で実践できるようにつなげていきたいと筆者は思っています。

「ルーチンケア＝必ずやるべきもの」ではない

　看護ケアは、ともすれば、ルーチンで実践してしまいがちです。しかし、状況が改善していないときや、悪化徴候を示しているときには、「非侵襲的なケアのみ実施する」「実施せずに見守る」という選択ができてこそ、看護の専門性を発揮している、といえるのかもしれません。

　補助循環管理を受けている患者の多くは、軽微な心負荷でも、容易に循環動態が変調します。このような状況下で、私たち看護師は、薬剤・医療機器管理、患者・家族ケア、日常業務対応など、多重業務もこなさなければなりません。

　患者の生体情報を経時的に記録することは大切ですが、もっと重要なのは、それぞれのデータの変化・推移の理由や意味を考え、奥行きのある数値のとらえ方をしていく視点です。私たち看護師にとっては数秒・数時間のできごとかもしれませんが、そのすべては患者・家族の一生にかかわるという事実に、医療チームで向き合うことが、臨床では最も重要だと思います。

復習⑩ パラメーターも大事だが「触れること」も大事

　集中・救急治療の場（救急・ICUなど）においては、多くの場合、さまざまな医療機器を扱います。そのため、いつからか、患者情報として観察する内容も「（モニターで測定した）定量的なデータ」が主流になりました。学生のころのように、秒針のある時計を見ながら橈骨動脈で脈拍測定を行ったり、呼吸回数も胸郭の動きを確認して数えたりしなくなりました。

　しかし、最も重要なのは、フィジカルアセスメント技術の基本に立ち返ることです。現在のところ看護師は、検査機器を医師のようには扱えないため、視診・聴診・触診・打診は重要です。なかでも触診（適切な感染対策を講じたうえで）は、患者にじかに触れ、皮膚の温度や湿度を確認します。そこから、末梢循環不全の状態を把握することができます。さらに、血圧の変動と合わせて、末梢血管抵抗のアセスメントにつなげることもできます。

　触診が「循環動態の把握に必要な情報につながる」ことを示しているのが、ノーリア・スティーブンソン分類です。末梢に触れて「暖かい（Warm）か冷たい（Cold）か」「乾いている（Dry）か湿っている（Wet）か」の組み合わせで、低循環所見と肺うっ血所見、つまり循環動態の程度をアセスメントします。

ノーリア・スティーブンソン分類

	うっ血所見	
	なし ▼ あり	
低灌流所見 なし ▶	Dry-Warm 乾いていて 暖かい A	Wet-Warm 湿っていて 暖かい B
あり	Dry-Cold 乾いていて 冷たい L	Wet-Cold 湿っていて 冷たい C

肺うっ血所見
起座呼吸
頸静脈圧の上昇
浮腫
腹水
肝頸静脈逆流

低灌流所見
小さい脈圧　四肢冷感　傾眠傾向
低ナトリウム血症　腎機能悪化

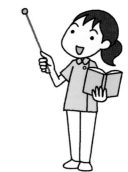

肺動脈カテーテルを使用しなくても、フィジカルアセスメントによって「フォレスターの分類とほとんど同じことがわかる」んですね！

　もちろん、ノーリア・スティーブンソン分類だけでは情報不足なので、それ以外のいくつかの所見も組み合わせながら、状態を確認する必要はあります。しかし、触診は、看護におけるケアリングとしてのタッチング要素を兼ねており、「患者の聞こえぬ訴えに耳を傾けながら、心身の支援にもつなげることができる」と考えることもできます。

　テクノロジーが発展していくなかでも、「見て、聞いて、感じて、触れて」といった基本に立ち返り、患者を支える看護を考えることも重要です。

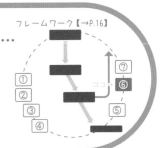

補助循環からの「離脱の時期とタイミング」をおさえる

Point ① 離脱は「体内の恒常性を自力で維持できるようになった」時期に検討する

　補助循環管理の要となるのが「離脱の時期とタイミング」です。そもそも「離脱できる」とは、いったいどういうことなのでしょうか。ここで、患者の病態の流れを振り返ってみます【図1】。

❶ 正常な状態から、異常を呈して深刻な病勢となり、体内の恒常性の破綻が生じる

❷ 救命・集中治療（原疾患治療：多くは侵襲的）の1つとして補助循環管理を実施

❸ 原疾患治療の効果もあいまって、徐々に心機能が回復傾向に転じる

❹ 心機能の回復傾向と比例して、体内の恒常性を取り戻す（自力で生命を維持できるようになる）

恒常性の破綻は「急激に発症する場合」も「徐々に悪化して発症する場合」もある

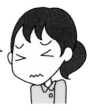

心筋細胞は不可逆的細胞なので、いったん傷害されると100％の状態には回復しません。適切な治療・看護介入が行われても、少なからず障害（心不全含む）が残ります。

離脱の時期はパラメーターの数値だけで判断できない

　離脱は「心機能が回復傾向にあり、体内の恒常性を取り戻した」状況で開始されます。その際には、心機能にどの程度の障害が残るのかを推し量りながら、具体的に検討を進めなければなりません。そのため「いつ、どのように離脱を行うか」は、患者の全体像をみながら判断することになります。

本書では「病態—治療—補助循環管理」の3つの柱を立体的にとらえる視点に沿って説明してきましたが、この3つは一概に「よくなる/悪くなる」と表現できないのが悩みどころです。

本書の巻末【→P.112】に、導入・離脱基準として、具体的な臨床状況、各種パラメーターの数値を掲載しましたが、これらを暗記するのではなく、ケースバイケースで患者の病態を診て・看ていける力をもって離脱に備えることのほうが重要だと私は考えています。

臨床では、病気だけでなく、患者の抱える情動にも配慮しなければなりません。心負荷となりうる気持ちのバランス、特に自律神経系のバランスにも考慮しながら、寄り添ったり、薬理学的介入（鎮静薬）なども組み合わせたり…といった動的な視点も必要となってきます。ここに、看護介入の意義があります。

【図1】 病態の流れ（イメージ）

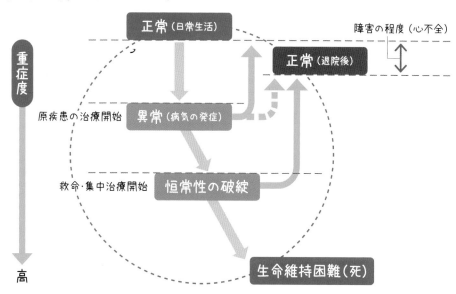

図に表したこと	患者の臨床状況	アセスメントの視点
正常	日常生活	解剖生理の視点（正常循環動態） ・老若男女で個人差は大きい＝回復の程度・予後も大きく異なる
異常	病気の発症	病態生理の視点（異常循環動態） ・重症心筋梗塞などでは不可逆的な心筋細胞障害 ・特に心ポンプ機能異常に伴うもの
恒常性の破綻	生命維持が困難となる状況	病態生理の視点（循環動態の破綻）
救命・集中治療	生命維持・救命	治療・管理の視点（原疾患治療、補助循環管理）
救命困難（死） 障害の程度	予後	解剖生理と病態生理の視点の差 ・心不全という病態生理の視点

重要なのは「時間軸」ではなく「病勢の程度」

　冒頭【→P.3】に示した全体像を再掲します【図2】。改めて見てみると、この図の「奥行き」が増しているように感じませんか？　キーワードとなるのは、病勢と心機能、病勢と治療強度の2つです。

【図2】　重症心筋梗塞の病態と治療

🅐 各病期で想定される心機能と病勢との関係

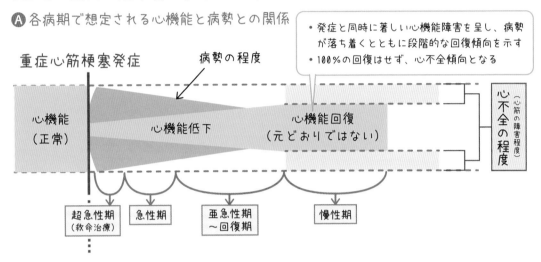

🅑 病勢（恒常性機能維持の限界域）と治療強度の関係

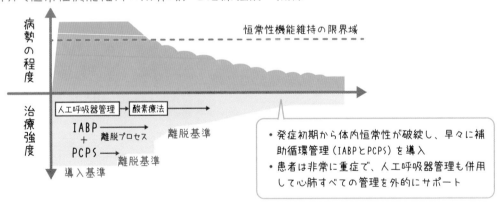

時間軸にしたがって病期別に見てみると、以下の点に気づくと思います。

❶ 心機能の回復程度に比例して、治療強度は弱めていける
❷ 補助循環の離脱過程は「PCPS→IABP」の順
❸ 上記❷と同軸に、人工呼吸管理からも離脱できる
　　（呼吸器合併症がある場合は、遅れることもある）

呼吸と循環は一対であることも思い出しながら
呼吸管理を見ていくことが大切

つまり「補助循環の離脱の時期は、心機能に依存する」ということです。

もちろん、心機能の回復過程に、大きな合併症など（呼吸・循環動態、特に心機能に影響する出来事）が生じていないことが前提にはなります。

Point 2
離脱は「補助循環の強度を落としても心機能が安定してきた」時期に行う

離脱のタイミングの具体的な状況は、広く患者をとらえたうえで検討する必要があります。「補助循環管理の強度を落としても、循環動態が悪化したり不安定になったりしない」と判断する際の要点を、以下にまとめます。

要点① 補助循環のサポートが減っても、全身の血流・酸素化が安定している

離脱にあたっては、IABPではサポート比（1:1→1:2あるいは1:3以下）、PCPSでは回転数・流量を下げることができており、それでも全身の血流と酸素化は安定の徴候がみられることが必要です。

ただし、肺の状態によっては、人工呼吸器側の酸素化を多少強化せざるを得ない場合もあります。

要点② 心・血管作動薬を中心に、薬剤使用量も減量傾向にある

高用量の心・血管作動薬を使用している患者が補助循環管理から離脱する場合、多少循環動態が不安定でも、あえて心・血管作動薬を減量していく場合があります。

これは、離脱後に「血行動態が不安定化」した際、薬剤を増量して反応を期待できるようにするためです。

要点③ 呼吸・循環に影響が生じる二次合併症がない

特に、肺実質の障害、感染、不穏・せん妄など、心負荷を増大させる病態がないことを確認してください。

「心身面のモニタリング、患者・家族支援」をおさえる

フレームワーク【→P.16】

Point **1**

臨床では「救命できない」「大きな障害が残る」患者にも出会う

補助循環管理のように、臨床場面が複雑なテーマについて学習を深めていく場合には、

| 正常 | — | 異常 | — | 治療・管理 | — | 回復・転機 |

といった一連の臨床の流れをイメージしながら、医学的な病態の学習のみならず、このときにはどのような医療機器管理が必要なのか、具体的にはどのような看護ケア（マネジメント）が必要なのか……などの統合学習が重要なのだということは、ご理解いただけたことでしょう。

しかし、これらの学習と同じく重要な点がもう1つあります。

それは、臨床で起こるのは"よいことばかりではない"という現実です。救命できない場合、あるいは救命はできても大きな障害が残る場合など、臨床ではさまざまな状況が起こりうるわけです 復習11 。

復習 11　PICSは患者本人、PICS-Fは患者の家族に生じる影響

PICS（post intensive care syndrome）という言葉を耳にしたことはありませんか？

PICSは、ICUで治療を受けている間あるいは退室後・退院後に生じる身体障害、認知機能障害、精神障害を含める概念で、患者の中長期的な予後に影響する可能性があるとして、昨今、注目されています。

最近、患者の家族に生じる精神機能障害「PICS-F（Family）」にも注目が集まっています。

PICSはICUでの治療と患者が直結していますが、PICS-Fは患者をベッドサイドで見つめる家族などに関係しており、患者が治療の結果、生存しているか否かに左右されないのが特徴です。

PICSとPICS-Fには幅広い内容が含まれますが、日々のケアから介入すべきこと、医療チーム全体で考えていくべきことだと考えられます。日本集中治療医学会のホームページに詳細な内容が紹介されているので、併せてみていくとよいでしょう。

倫理的な問題や課題をおろそかにしてはいけない

特に、救命できない場合、私たち看護師は、倫理的なことや終末期患者・家族への対応といった場面に直面します。補助循環管理を中止する際の判断・意思決定プロセスや、臨死期の患者・家族支援などです。

補助循環管理が必要となる患者は、一刻を争う状況にあります。そのため、治療や医療機器の管理（人工呼吸器・IABP・PCPSなど）だけに注目しがちですが、そのときに生じている倫理的な問題や課題も、同じくらい重要なことなのです。

本書では、重症心筋梗塞を基に、補助循環管理について説明してきましたから、ここでも、重症心筋梗塞の疫学をみながら、私たち看護師が、どのようなことに注目して臨床実践を行えばよいか、ヒントを探ってみます。

Point ❷
疫学の視点から「患者の傾向」「退院指導のポイント」をイメージする

急性心筋梗塞の疫学的特徴を、以下にまとめます。

❶ 冠危険因子は高血圧、糖尿病、喫煙、家族歴、高コレステロール血症（西洋人とほぼ同様）

❷ 発症率は約30年で4倍以上、性差は男性に高い傾向

❸ 59歳以下の若年群で増加傾向（諸外国では薬理学的介入の効果により徐々に減少傾向）

❹ 急性期死亡率は1割弱だが、早期治療によって救命できる率が上がる

（急性冠症候群ガイドライン2018改訂版）

人口10万人あたりの発症率は、1979年は7.4人、2008年に27人（諸外国よりは低い傾向）。
男性は平均65歳、女性は平均75歳（閉経後の女性ホルモンに関係）

食生活やライフスタイルの欧米化による脂質異常症の罹患率の増加、喫煙率の増加などが関与していると考えられている

急性期死亡率（30日以内の病院死亡率）は7.1〜9.4%（80歳以上になるとやや上昇する傾向）

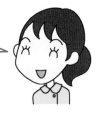

疫学は「ある集団のなかで頻発する疾病の発生を生活環境との関係から考察する学問」とざっくりとらえることができます。

退院指導のポイント＝生活の見直しへの支援

　心筋梗塞の発症には、多くの場合、これまでの患者の生活背景が、密接にかかわっています。したがって、救命され退院可能な状況になったとしても、それ以降の生活の見直しや、中長期的には健康行動の考え方などへの的確な支援が必要になる可能性があるわけです。

　特に、重大な障害（心不全）が残った患者は、その障害とも向き合いながら、未来の生活を考えていくこととなります。突然発症する病気の苦しみや、残った障害を受け入れながら、その後の人生を生きていかなければならないのです。

　これらの影響は、患者のみならず周囲にいる家族などにも大きく及んでいきます。

「患者がICUを出た後」まで包括的に考えることが大切

　日進月歩する医療の発展とともに、短期的な治療成績の改善は、一定の効果が出つつあります。しかし、その一方で、近年、長期予後に心不全が関与していることが問題視されるようになってきました。最近のガイドラインなどでは、予後に関しては病期にかかわらず包括的に考えることの重要性が問われています。

　今後、ICU看護師には、患者背景を理解したうえで、心不全症状の程度に合わせた社会的支援の実施が求められるかもしれません。患者個々の多様性をふまえ、個別性のある支援方法の検討に難渋する場面も多いからこそ、患者のより良い状態を考えるために、問題解決に向けた包括的支援体制作りも重要だと私は考えます。

　多くの場合、患者やその家族の生活環境を整えていくには時間がかかります。そのため、ICU入室中から介入すべきポイントがあると考え、患者・家族などとの信頼関係を構築しながら、具体的な方略を見いだせるとよいでしょう【表1】。

【表1】　ICU入室中からの介入（例）

介入すべきポイント	具体的な計画（初期計画）
住居形態を確認	・理学療法士や慢性心不全看護認定看護師、心不全療養指導士などと連携を図るための素地を作る（情報共有、後方病棟との連携など） ・院内で利用できるリソースは異なる可能性があるため、あらかじめ確認しておくとよい
職場復帰 金銭面に対する不安 回復期リハビリテーションの必要性がみえてきたとき	・医療ソーシャルワーカーとの協働を早期に開始しておく ・家族がアクセスしやすいように架け橋となる

私は、ICUだからこそ、時間もマンパワーも生み出せる可能性があり、早期に具体的にこれらの初期計画を立てていくべきだと感じています。

若年患者の場合は、状況が複雑化しやすい

心筋梗塞の発症者が若年化していること、超高齢者では死亡率が上昇することは、多くの倫理的問題・課題をはらみ、臨床現場が時に混沌と複雑化する要因であると私は考えます（これは、臨床家としての肌感です）。

また、急性心筋梗塞の場合は、発症後24時間以内の死亡も起こりえます。特に救急外来などでは、厳しい臨床状況に直面する可能性もあります。

Point ❸
「患者ごとの視点」「臨床を広くとらえる視点」の両方が必要

個々の患者の全体像をとらえてケアを実践していくことは、もちろん大切です。また、院内全体や地域の特性など、広く臨床をとらえて考えていくことも重要だと私は考えています。

❶ 自分の勤務する地域の人口の特徴 ← 生産年齢が多いのか、超高齢化が進展しているのかなど

❷ 入院する患者母集団の傾向 ← 高齢者の割合、内科系患者の割合、救急搬送患者数、CCU対応事例数など

このような広い視点で臨床をとらえていくと、実践すべき看護の道筋がみえるようになり、自分が学習すべき内容や教育システムの整備などについても考えられるようになるでしょう。

医療チームで多角的な視点を共有することが大切

補助循環管理を行う患者に対しては「病気を診る」「患者を看る」という両輪に基づくケアが必要です。私たち看護師は、この理想を頭では理解しているものの、業務量や臨床の困難さのなかで実現しきれない、といったジレンマを抱えています。その流れは、今後も続くことでしょう。

大事なのは、「患者の視点・世界観で、ベッドサイドを見るタイミングをつくること」を忘れないことだと思います。原疾患や治療に関すること、前回の管理に関すること、医療機器に関すること、そして患者や家族に関することなど、医療チームで多角的な視点からの議論を重ねることが重要です。

医療チームには、さまざまな職種が存在します（患者・家族も含まれます）。互いの得意分野を活かし、患者・家族にとって最良な治療方針・ケア方針を計画することが理想です。患者・家族のレンズから見える臨床をとらえながら、これまでの生活（ライフ）にも焦点を当てて個別性のあるケアを考え、病期に見合う適切な介入を実践していきたいものです。

最近では、アドバンス・ケア・プランニング（advance care planning：ACP）といった概念も重要となってきました。医療・看護倫理に関すること、家族看護や危機的心理状態への介入に関することなども、合わせて学習を深めてほしいと思います。

実践のコツ　ACPの目的をはき違えてはいけない

ACPは、終末期ケアの内容を、患者本人や家族に事前に決めてもらい、ケアを提供する医療者側の不確かさを解消する目的で行われるものではありません。ACPは、日常の生活のなかで、患者本人の有事の際の治療に関する意向や、生き方そのものに関する思いを軸にして、家族（血縁関係だけでなく本人にとっての重要他者も含む）や医療者もともに考えていく過程があることが重要となります。

しかし、集中・救急治療の場ではたらく私たちにとって非常に悩ましいのは、このような局面において、ACPにかかわることを、時に数時間ないしは数日で話し合っていかなければならないという事実です。患者・家族も複雑な心境を抱えているため、「自分のこと/自分たちのこと」ととらえられず、適切な時期に必要な内容について話し合えていない…ということも少なくありません。

しかし、どんな状況下でも、大切なことは変わりません。「DNARはどうしますか」「治療の範囲をどこまでにしますか」などを目的として話し合うのではなく、患者・家族の心情に十分配慮しながら、日常の会話の中からACPに関わることの情報を得ていき、医療者とともに考えていくことが大切です。

治療・ケアの方向性のみを目的とするのではなく、これまでの患者自身の人生という物語のなかにある最期をどのように描けるとよいか、患者ないしは家族とともに話し合い「ナラティブ」を積み重ねていくことが大切だと、私は考えています。

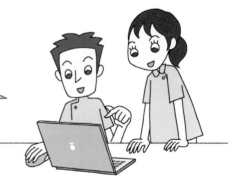

クリティカルケア看護領域でも、エンドオブライフケアに関する標準学習プログラム（ELNEC-JCC）が開発されています。

文献
1. 日本循環器学会，日本冠疾患学会，日本胸部外科学会 他編：急性冠症候群ガイドライン2018年改訂版.
https://www.j-circ.or.jp/cms/wp-content/uploads/2020/02/JCS2018_kimura.pdf（2022.6.22アクセス）.

— Part 3 —

補助循環管理に関する
プラスアルファ
+αの知識

本書では、主に循環に焦点を置き、心筋梗塞などのポンプ失調に陥った病態に対し、心肺をサポートするIABPやPCPS管理の考え方について説明してきました。

しかし、コロナ禍の臨床現場では「ECMO管理の経験はないが、やらざるを得ない…」という場面に直面し、多くの医療者の創意工夫や昼夜を問わない尽力により、多くの命が救われてきました。ここでは、ECMO（呼吸ECMOすなわちV-V ECMO）で「重要となる考え方のポイント」について、まとめてみます。

あわせて、近年増えてきた補助人工心臓（IMPELLA®）についても、山下淳先生に解説いただきました。

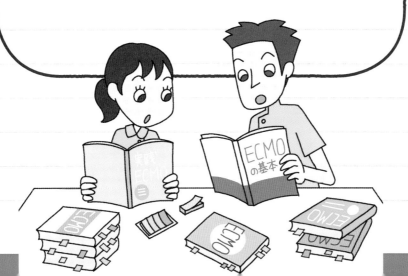

ちょっと知りたい 「呼吸ECMO（V-V ECMO）」のこと

Point 1

V-V ECMO（呼吸ECMO）とV-A ECMO（循環ECMO）の違いは
「送血先が動脈系か静脈系か」の違い

　ここまででも何度か述べたように、臨床では、PCPSに関する呼び方【→P. 63】が混在しています。混乱しがちですが、ここで、世界標準用語としてのECMOについて少し詳しく学習しておきましょう。

　まず、ECMO（体外式膜型人工肺）そのものの構造を考えてみましょう【図1】。

【図1】 ECMOの基本構造

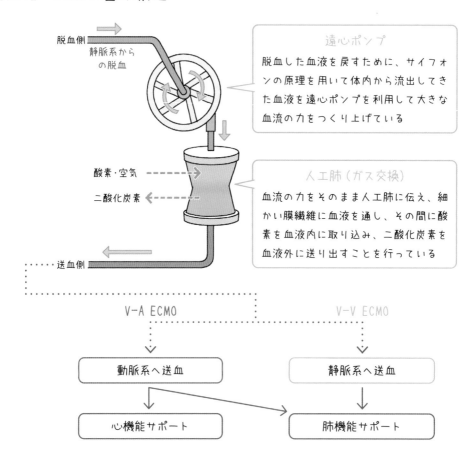

遠心ポンプ
脱血した血液を戻すために、サイフォンの原理を用いて体内から流出してきた血液を遠心ポンプを利用して大きな血流の力をつくり上げている

人工肺（ガス交換）
血流の力をそのまま人工肺に伝え、細かい膜繊維に血液を通し、その間に酸素を血液内に取り込み、二酸化炭素を血液外に送り出すことを行っている

脱血側
静脈系からの脱血

酸素・空気
二酸化炭素

送血側

V-A ECMO / V-V ECMO

動脈系へ送血 / 静脈系へ送血

心機能サポート / 肺機能サポート

【図1】を見ると、脱血と送血をどのように行っているのか、特に、動脈系と静脈系のどちらに送血しているかにより、意味合いが変わってくることがわかるでしょう。何の目的のために補助循環管理を行っているのかを考えることで、シンプルに区別できます【表1】。

【表1】　補助循環に関する用語の整理

脱血	送血	ECMO種類	病態別にみる呼び方	別称
静脈側 (V)	動脈側 (A)	V-A ECMO	心原性（＝心肺機能の著しい低下） ➡循環ECMO	PCPS（日本のみ）
静脈側 (V)	静脈側 (V)	V-V ECMO	呼吸原性（＝呼吸機能の著しい低下） ➡呼吸ECMO	―

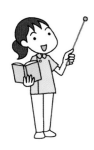

大事なPOINT!

★送血先が「動脈系」か「静脈系」かにより、ECMOが体に果たす役割が変わります。

★静脈系に戻す場合には、その血液を体内でさらに循環させる必要があるので、左室機能（ポンプ機能）が低下していないこと、というのが大きな前提にもなってきます。

★一方、動脈系に戻す場合には、心肺機能が低下していても両者をサポートできるので、問題はありません。

Point ❷
V-V ECMOは「肺を休ませ、その間に体外で肺の機能を補助」する

重症呼吸不全患者の救命治療では、気管挿管による人工呼吸管理を開始せざるを得ません。しかし、ここで大きなジレンマとなるのが、肺が障害されている期間を耐えしのぐために行う人工呼吸管理そのものが害となることが多い、という事実です。原疾患によっては、回復までに数週間あるいは1か月以上を要する場合も少なくないので、なおのこと、このジレンマは大きくなります。

これを少しでも防ごうとして、以下のような改善策を行っていますが、根本的な解決に至っていないのが現実です。

❶ 肺保護換気戦略 ←――――――― 高濃度酸素投与による
　（低い1回換気量、高いPEEP）　　　肺損傷を可能な限り防ぐ
❷ 原疾患治療の工夫

そのような状態で行われるのが、V-V ECMOを用いた管理です【図2：→P.88】。肺がよくなる時期まで十分に休ませ、その間は体外から肺の代わりのサポートを行うのがV-V ECMOなのです。

【図2】 V-V ECMOの位置づけ

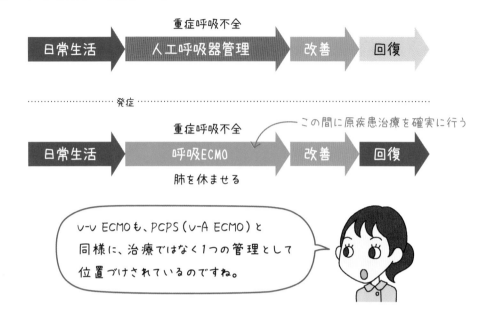

V-V ECMO管理中の人工呼吸管理については、チームで検討する

　現在のところ、肺を休ませる期間の人工呼吸器設定はこうするとよい、といった明確な根拠は少ないです。

　しかし、一般的には以下のような見解が主流です。

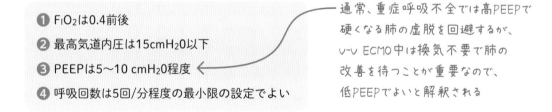

　これらの議論は、施設内での取り決めや、病勢や治療方針などにも左右されるため、医療チーム内で、それぞれの専門的見解をふまえつつ検討することが重要です。

　SpO₂の低さ（次頁）に驚き、反射的に人工呼吸器の設定を変更したくなるかもしれませんが、そうすると肺を休ませている状態がリセットされてしまいます。そのため、上記のような見解を知っておくとよいでしょう。

┌ Point **3**
V-V ECMOは、低いSaO₂（80％台）で管理するのが鉄則

V-V ECMOの場合、

> SaO₂ 80〜85％を保てていれば問題ない（普通である）

と、まずは覚えておきましょう。

通常、重症患者ケアの場面でSaO₂ 80％台を放置することなどは考えられないため、違和感があると思いますが、そういうものなのだ、と覚えてしまうほうがよいです。

SaO₂よりもSvO₂に注目してモニタリングする

なぜ問題ないかを理解する重要ポイントは、ズバリ、以下の3つです。

❶ 心拍出量が安定していること【→P.10 復習 3 】◀────── 特に貧血がないこと

❷ 酸素含有量が十分であること◀──────

❸ 酸素需給バランスが安定していること【→P.36 復習 5 】   特にSvO₂が安心域（60％）を
　（酸素消費＜酸素供給、酸素消費：酸素供給＝1:3）　　下回っていないこと

上記の3点から、普段よくモニタリングする「"SaO₂（≒SpO₂)"があまり強調されていない」ことに気づいたでしょうか。

SaO₂は、いわば酸素の預貯金（体内で酸素が消費される前の余力がどれくらいあるか）を表す指標でしかありません。そのため、実際には、酸素の収支バランス（安全に酸素需給を運用できているか、過剰な酸素消費はないか）に注目していくことが大切です。

次頁では、もう少し、この点を具体的に考えてみましょう。

> 臨床では、モニタリングしているSpO₂が容易に90％を下回る
> だけでなく、80％台前半で管理することになります。そのため、
> 私も臨床でV-V ECMO患者をみるときは、常にヒヤヒヤしています。

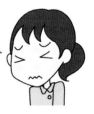

V-V ECMO管理中に最も重要なのは「貧血を起こさない」こと

　貧血の有無・程度によって、酸素含有量（＝血液中に酸素がどの程度あるか）がどの程度変わるのか、以下の3つのパターンにおいて考えてみます【表2】。

Ⓐ 輸血が必要なほどの貧血がある場合（Hb 7mg/dL）
Ⓑ 軽度の貧血がある場合（Hb 10mg/dL）
Ⓒ 十分なヘモグロビンがある場合（Hb 15mg/dL）

Ⓐ〜Ⓒそれぞれで、SaO_2が99%→90%→85%→80%へと変化した場合の酸素含有量を考える

【表2】　貧血パターンによる酸素含有量の違い

前提	心拍出量が安定していること →カテコラミンや輸液管理などによっても動的に調整できるため「左心不全がない」ことをイメージしてほしい **酸素需給バランスが安定していること** →基本的に感染などによる高炎症状態や、けいれんなどが生じていなければ、ある程度鎮静・鎮痛管理がなされ、酸素消費量が上昇することはV-V ECMOではないと仮定できる			
貧血パターン		Ⓐ 7mg/dL*	Ⓑ 10mg/dL	Ⓒ 15mg/dL
安心域（SvO_2 60%）での混合静脈血酸素含有量（CvO_2） $1.34 \times SvO_2 \times Hb$		$1.34 \times 0.6 \times 7$ $= 5.63$	$1.34 \times 0.6 \times 10$ $= 8.04$	$1.34 \times 0.6 \times 15$ $= 12.06$
動脈血酸素含有量（CaO_2） $1.34 \times SaO_2 \times Hb$	SaO_2 99%なら CaO_2	$1.34 \times 0.99 \times 7$ $= 9.29$	$1.34 \times 0.99 \times 10$ $= 13.27$	$1.34 \times 0.99 \times 15$ $= 19.9$
	$CaO_2 - CvO_2$	3.66	5.23	7.84
	SaO_2 90%なら CaO_2	$1.34 \times 0.9 \times 7$ $= 8.44$	$1.34 \times 0.9 \times 10$ $= 12.06$	$1.34 \times 0.9 \times 15$ $= 18.09$
	$CaO_2 - CvO_2$	2.81	4.02	6.03
	SaO_2 85%なら CaO_2	$1.34 \times 0.85 \times 7$ $= 7.97$	$1.34 \times 0.85 \times 10$ $= 11.39$	$1.34 \times 0.85 \times 15$ $= 17.09$
	$CaO_2 - CvO_2$	2.34	3.35	5.03
	SaO_2 80%なら CaO_2	$1.34 \times 0.8 \times 7$ $= 7.5$	$1.34 \times 0.8 \times 10$ $= 10.72$	$1.34 \times 0.8 \times 15$ $= 16.08$
	$CaO_2 - CvO_2$	1.87	2.68	4.02

＜計算式の意味＞
動脈血酸素含有量（CaO_2）：末梢組織に酸素を供給するには動脈血にどのくらい酸素が含まれる必要があるか
静脈血酸素含有量（CvO_2）：末梢組織に供給した酸素が消費された後、混合静脈血にどのくらい酸素が残っているか
酸素含有量の差（$CaO_2 - CvO_2$）：末梢組織でどの程度酸素が消費されたか（されているのか）

＊国際的ガイドライン（国際敗血症ガイドライン2016など）では「Hb濃度7mg/dL未満の場合に赤血球輸血を推奨すること」が、推奨度・エビデンスレベルともに高く記載されている。

複雑な計算が混ざっているように見えるかもしれませんが、【表2】のポイントは以下です。

Ⓐ Hb濃度7mg/dL（貧血是正が必要）で、SaO2 99%の場合、必要となる酸素量（CaO2−CvO2）は… 3.66	＝	組織への酸素供給量が「不足していない」と想定できる酸素量の最小値は… 3.66

つまり、❶心拍出量が安定していること、❷酸素含有量が十分であること、❸酸素需給バランスが安定していること、の3つ【→P. 89】が整っていれば、「Hb濃度10mg/dLであればSaO2 90%までOK」「Hb濃度15mg/dLであればSaO2は80%までOK」ということです。

上記から、V-V ECMO管理中には、SaO2やSpO2の変化に一喜一憂するより、

- Hb濃度が低下する要因はないか、またその傾向を示していないか
- 心拍出量が低下するような状況に陥っていないか
- 酸素消費量が増えているような状況に至っていないか

など、多角的な視点からみていくことが重要ということが理解できるでしょう。

ちょっと知りたい「補助循環用ポンプカテーテル（IMPELLA®）」のこと

　補助循環に関連する新しいトレンドとしては、2017年9月に保険適用となった「補助循環用ポンプカテーテル（IMPELLA®）」があります【図1】。

　このデバイスは順行性に循環補助を行うため、逆行性に循環補助を行うPCPSよりも生理的に無理のない循環を作り出すのが特徴で、重症心不全や心原性ショックなどの治療に用いられるようになっています。この新しいデバイスについて、医学監修の山下先生に解説いただくことにしましょう。

　2022年4月現在、専門医・専門病床が存在する234病院のみで使用可能なデバイスです。

Point ❶
補助人工心臓は血液を「左心室から吸って大動脈内に送り出す」装置

　IMPELLA®は経皮的に導入可能な補助循環装置で、心臓カテーテル検査で使用するピッグテール（豚の尻尾のような形状）カテーテルのような形状をしています。主に大腿動脈から挿入し、大動脈を経由して左心室にカテーテルの先端を入れた状態にします【図1】。

【図1】　IMPELLA®の概要

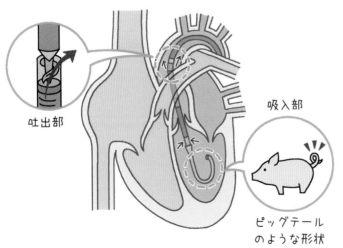

吐出部

吸入部

ピッグテール
のような形状

- 左室内にカテーテルを留置し、左室内の吸入部から血液を吸い込み、その血液をカテーテル内のモーターで補助して流し、大動脈内の吐出部から送り出すことで、順行性に循環を補助する
- この構造による効果としては、EDP低下と心仕事量の低減（酸素消費量を低減、酸素需要量を増加させない）、平均血圧上昇（冠血流量増加、臓器灌流量増加）などがある

順行性の循環補助なので、心臓にかかる負荷が少ないのがメリット

　IMPELLA®には、カテーテルの先端から少し手前に左室内の血液を引き込む吸入口と、上行大動脈に位置する部位に引き込んだ血液を大動脈内に出す吐出口があります。吐出口の手前には、超小型のモーターがついており、それが高回転で吐出口付近にある羽根車を回し、血液が流れる構造となっています。

　IMPELLA®は、血液の流量を補助する装置ですが、PCPS(V-A ECMO)と異なり、生理的な血液の流れに沿った順行性の補助であり、流量を上げても心負荷を上げることはありません。そのため、左室内圧の低下、左室内容量減少による左室壁のストレス軽減、心筋の酸素需要を下げることが可能といわれており、心筋梗塞などでダメージを受けた左室心筋の保護効果があるといわれています。

　IMPELLA®の補助流量は、P0からP9まで段階的に調節できるようになっていて、補助できる最大容量によって3種類のカテーテルが発売されています【表1】。

【表1】　IMPELLA®の種類

種類	最大補助流量	ポンプ部の径	挿入方法
IMPELLA 2.0	2.0 L/分	12 Fr	穿刺
IMPELLA CP	4.0 L/分	14 Fr	穿刺
IMPELLA 5.0	5.0 L/分	21 Fr	外科的挿入

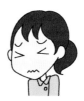

カテーテル1本が約200万円します。

IMPELLA®の長所

- 経皮的に挿入可能
  - ➡5.0のみ外科的挿入が必要
- 生理的な流量補助ができる
- 左室内圧の軽減
  - ➡心仕事量を減少させる
  - ➡心筋保護の期待
- IABPより強力な補助が可能
- V-A ECMO (PCPS)との併用が可能
  - ➡通称は「エクペラ」

IMPELLA®の短所

- 現時点で右心系の補助は不可能
  - ➡右心不全には効果なし
- 呼吸補助はできない
- 位置がずれやすい
- ヘパリンによる強力な抗凝固療法が必要
- 出血性合併症が多い傾向にある(特に穿刺部)
- デバイスが高価
- 使用するために施設認定が必要

管理中には「出血」「心室性不整脈」「尿色」に注意して観察する

「穿刺部からの出血」には、特に注意が必要

IMPELLA®は、小径のカテーテルによる循環補助のため、カテーテルに血栓ができないよう、ヘパリン投与による強力な抗凝固療法が必要になります。

抗凝固療法を行うということは、合併症として出血が問題になるということです。そのため、穿刺部や消化管からの出血、心肺蘇生による臓器損傷に伴う出血などに注意する必要があります。

なかでも、穿刺部からの出血は頻度が高いため、特に注意する必要があります。

体位変換後の「心室性期外収縮」にも注意が必要

左心室の中に留置したカテーテルが左室心筋に当たると、心室性不整脈が出ることがあります。体位変換後に心室性期外収縮などが頻発するようになったら、心エコーやレントゲンでカテーテルの先端位置を確認する必要があります。

また、カテーテルの位置が変化して、吸入口が大動脈側に抜けたり、吐出口が左室内に落ち込んだりすることもあります。そのため、モニターで大動脈圧波形とモーター波形を経時的に観察する必要があります【図2】。

血球破壊に伴う「ヘモグロビン尿」「採血データ変動」にも注意

循環血液量が不足したり、カテーテルの吸入口が心臓に当たったりするとカテーテルに陰圧がかかり、血液内にある血球（赤血球など）が破壊され、ヘモグロビン尿が出現します。ヘモグロビン尿では尿が暗赤色になるので、尿の色には注意が必要です。

カテーテルに陰圧がかかるとサクションアラームが鳴るようになっているので、何度もアラームが作動するようなら、補助レベルを一時的に下げて、医師に連絡して状態を確認してもらいましょう。

また、IMPELLA®駆動中は血球が消耗していくので、採血データで貧血の進行や血小板減少にも注意します。

【図2】 IMPELLA®のモニター波形

正常な波形

大動脈圧波形

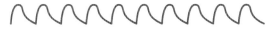

モーター波形

- カテーテルが適切な位置の場合、モーター波形はパルス状となる

異常な波形 : その①

大動脈圧波形

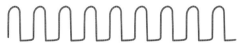

モーター波形

- カテーテルの吐出口が心室内に入り込んだ場合、大動脈圧波形は心室圧波形に、モーター波形はフラットになる

異常な波形 : その②

大動脈圧波形

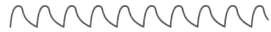

モーター波形

- カテーテルの吸入口・吐出口が大動脈側にずれた場合、モーター波形がフラットになる

最新トレンドは、
時々刻々と移り変わる

　臨床における医学・医療技術は、目まぐるしく進歩しています。数年前には主流だったエビデンスが、その後のネガティブな研究結果などによって「過去のもの」となってしまうことも増えています。私たち看護師も、これらのトレンドに敏感になり、継続学習をしていくことが重要なのだと痛感しています。

　関連するガイドラインなどを活用し、必要な知識や最近のトレンドなどを情報収集したり、学会などに参加したりするのもひとつの手かもしれません。

看護師にとって最も大切なのは「基礎をしっかり身につけること」

　この先、さまざまな最先端技術やデバイスがどんどん登場し、臨床で扱う機会が増えてくることでしょう。

　このような状況であったとしても、血行動態に関連するメカニズムを熟知していれば「どのような呼吸・循環パラメーターを見ながら実践するべきか」の判断がつくため、臨機応変に対応できると私は思っています。

　重要なのは基礎を、しっかり身につけることです。基礎がわからなければ、応用することはできません。

「多職種チーム」で取り組み、複雑な問題を解きほぐす

　そして、高度化する医療において最も重要なのは、医療チームで取り組んでいくという意識をもち、実践していくことです。

　高度な医療機器を扱う治療・管理を行う場合、臨床工学技士は不可欠なパートナーでもあります。また、複雑な呼吸・循環の問題を克服しながら、少しでも早期に回復することをめざしていくためには、リハビリテーションセラピストとの連携強化も重要となります。

　補助循環管理を行う臨床は非常に大変ですが、そのなかでも、私たち看護師が、日々、患者のベッドサイドの近くにいるという意義を理解し、看護実践とは何か、「補助循環管理を受けている患者の病態、そして患者・家族の視点に立ちながら考えられること」を大切にしながら、これからも深く探求していきたいですね。

Part 4

機器管理・ケア
実践のポイント

ここまでは、補助循環の考え方に焦点を当てて説明して
きました。

しかし、実際問題としていちばん大きな悩みとなるのは
「明日から補助循環管理中の患者を受け持つとき、具体
的にどうすればいいのか」という点ではないでしょうか。

また、このことを「先輩から質問されたら、どう答えよ
う…」なども、悩ましい問題の1つかもしれません。

本項の内容をガイドに、ぜひ、自施設で使用している機
器類の説明書やガイダンス資料を参照のうえ、臨床に応
用していただきたいと思います。

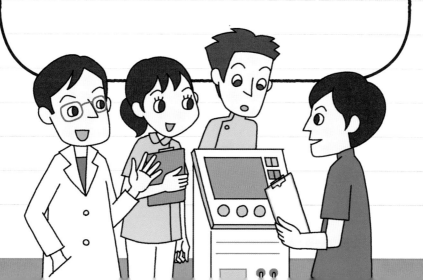

補助循環管理中の患者の受け持ちになったら…

補助循環管理中の患者を受け持つときにおさえておくべきポイントは、臨床的に以下の3種類に大別できると考えられます。

ⓐ 医療安全上「絶対ここは外せない！」という重要なポイント

ⓑ 管理（看護）を行ううえで、考えなければならないポイント

ⓒ 施設内にある業務的な流れのポイント

＜例＞
解剖生理、病態生理、機器類の原理などをふまえ、応用していくうえで考えるべきところ

臨床ではほとんどの場合、多重課題をこなしていかなければならないため、どうしてもⓒに着目しがちです。しかし、ⓐやⓑの視点こそがとても重要です。

ここでは、補助循環管理中の受け持ち患者を看るときに重要となるⓐの部分をまとめます。

なお、実践していくうえで重要なのは、自施設で使用している医療機器におけるポイントを把握することです。メーカーにより各種情報の表示場所や、操作方法・ボタンの操作性などは異なります。同じメーカーの機種であっても、バージョンによって、操作性やオートメーション化されているところも大きく異なるためです。

IABP装着中の患者を看るときのポイント

Point ❶
受け持ち交替時には「電源」「ライン類の接続」を必ず確認

まずは、機器が正常に作動する状況か、安全確認をしなければなりません。

多くの施設では、チェックリストを用いながら、前勤務者との確認、臨床工学技士との確認を行うシステムをとっていると思います。チームで治療・ケアを実践していくうえでは、それぞれの専門職の視点を交えながら、1つ1つ確実に確認していきましょう。

【おさらい】 IABPの全体像

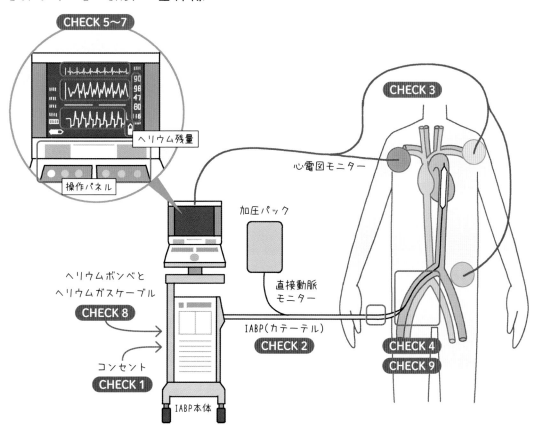

IABPのコンセントは「非常用電源」に接続する… CHECK 1

IABPのみならず、医療機器全般に関していえることですが、コンセントから電源が抜け落ちていないか、非常用電源に接続されているかなどを確認することが重要です。

> コンセント整理などで誤って抜いたりしないよう、コンセント部分に「IABP」とわかるように表示している施設もあります。

IABPの「ライン類の接続状況」を確認する… CHECK 2

　コンセント以外のライン類の接続不良や外れがないか確認します。

　IABPの構造をイメージしながら、機器本体と患者に接続されているものは何かを理解し、「このラインは、このようにつながっていなければならない」などと1つひとつ確認していきましょう。

　つながれているライン類は、IABPカテーテルのほか、いくつか本体―患者間で接続されているライン類【表1】があるため、忘れずに確認してください。

【表1】 IABPの「本体―患者間」で接続されているライン類

ライン類の種類	特徴
ヘリウムガスケーブルの延長チューブ	・カテーテル先端のバルーンを膨らませたり、しぼませたりする際に、ヘリウムガスが行き来するチューブで、本体側・患者側双方に接続されている ・外れることはめったにないが、外れやすい箇所なので、確実に接続されているか、確認が必要になる
動脈圧ラインケーブル	・カテーテル先端圧を測定する仕組みの1つ ・動脈ライン測定と構造はほとんど同じ ・圧ケーブルにも加圧バックとモジュールケーブルが付いている
光ファイバーケーブル（ついていない機種もある）	・IABPカテーテル先端に組み込まれた光ファイバーにより、動脈圧を測定するためのケーブル（従来品には搭載されていない） ・これを搭載するとカテーテル径を小さくでき、患者負担を軽減できるのが利点

心電図ケーブルの「固定状況」を確認する… CHECK 3

　上記のほかに、心電図トリガーで使用する心電図ケーブルもあります。IABPの駆動にあたって使用しているトリガーモードにもよりますが、心電図シールがはがれたり、誤ってはがしてしまったりしないよう工夫することも重要です。

> 心電図シールによるスキントラブルなどへの対応として、はがして清拭したり、シールを貼り替えたりする場合には、駆動しているトリガーモードを動脈圧トリガーないしはオートトリガーに切り替えて（心電図トリガー以外であることを確認して）から行います。

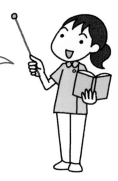

刺入部・固定部の確認も重要です【図1】。IABPカテーテルは、血管内に留置したシースを通して、根元（Ⓐの部分）まで挿入されます。このとき、刺入部（Ⓑの部分）およびカテーテルの固定部（Ⓒの部分）で体表面に縫合されている場合が多いです。

多くの場合、挿入部は透明ドレッシング材で固定されています。そのため、これらの縫合部位が外れたり、引っ張られたりしていないか確認します。

IABPカテーテルの挿入長は、挿入を調整する部分（Ⓓの部分）にあるメモリで確認することができますので、挿入時の長さから変化していないか確認します。

【図1】 刺入部・固定部

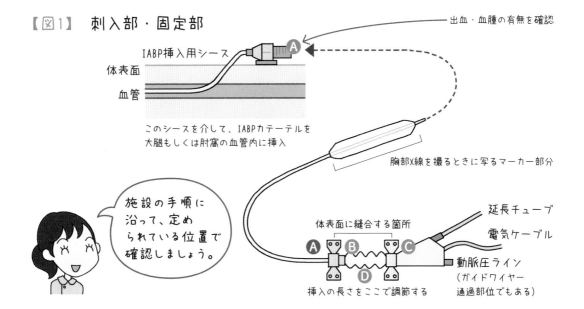

Point ②
時間ごとの確認では「モニター画面表示の内容」に注目

IABPは、患者の状態に適した設定で管理することが重要です。つまり、設定条件は患者の状態に応じて変化しうるということです。これは、PCPSでも同様です。

施設によって使用している機種は異なりますが、見るべきポイントはそれほど大きく変わりませんので、画面上で何をどのように確認すればいいかを、次頁で簡単に説明します。

心電図・動脈圧とIABPバルーン圧の連動性を確認する… CHECK 5

　液晶画面には必ず、心電図波形【図2-①】、動脈圧波形【図2-②】、IABPバルーンの圧波形【図2-③】が表示されています。動脈圧波形では、シストリック・アンローディング、ダイアストリック・オーグメンテーション圧も確認できます。

　心電図波形・動脈圧波形のタイミングに対し、適切にIABPバルーン圧波形が変化できているか、という視点から確認しましょう。

【図2】　画面に表示される項目（例）

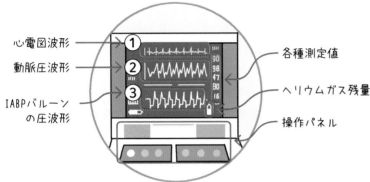

心電図波形　①
動脈圧波形　②
IABPバルーンの圧波形　③

各種測定値
ヘリウムガス残量
操作パネル

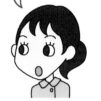

取扱説明書のトラブルシューティングは必ず参照してください。この部分は、教材の1つとしても活用できます。

「ヘリウムガス残量」は経時的に確認する… CHECK 6

　液晶画面にはエラーメッセージも表示されます。機種によって「どのようなエラーメッセージが、どこに表示されるか」は異なるため、使用している機種の取扱説明書を参照しておくとよいでしょう。

　見逃せないエラーメッセージの1つに、ヘリウムガス残量低下（IABPバルーンを駆動させるガス残量が減ってきていることを示す警告）があります。

　なお、液晶画面には、ボンベの残量を目視できる図が書いてあります。経時的にその図の残量表示が減っていないか、下限域に至っていないかを確認していきます。

各種測定値の「変化」にも着目する… CHECK 7

　液晶画面に表示されている数値変化に敏感になるとよいでしょう【表2】。

　ここでの数値からアセスメントできることは、心拍数、患者の心臓の動きの程度（血圧の拡張期・収縮期圧・平均血圧）、IABP補助圧（オーグメンテンション圧）です。この数値は、経時的に必ず記録に残しておきます。

【表2】 表示される測定値

表示されている数値	解釈
心拍数	・心電図ケーブルから測定されている心拍数
収縮期圧	・自己心臓の圧
拡張期圧	・自己心臓の動きが改善してくれば、経時的に上昇傾向を示す
平均血圧	
IABP補助圧 （オーグメンテーション圧※）	・患者の心機能が低く、IABPの補助割合・効果が高いときは「収縮期圧＜IABP補助圧」、心機能が改善してくれば「収縮期圧＞IABP補助圧」という経過を示す ・どちらに圧変化が傾いているかで、心機能回復を推し測ることができる

※オーグメンテーション圧：ダイアストリック・オーグメンテーション圧の最高圧

Point ③
「バルーン破損・動作不良」の危険シグナルは、すぐに報告

　たとえ短期使用の場合でも、IABPカテーテル製品に異常が生じる可能性は常に存在しています。特に注意したいのは、バルーンの破損・正常動作ができない場合です。

「ヘリウムガスケーブルへの血液付着」はバルーン破損のシグナル… CHECK 8

　バルーン破損が生じると、ヘリウムガスが体内に流出します。ヘリウムガスは大気中の空気や酸素よりは血液に溶け込みやすいので、少量であれば空気塞栓などが生じる心配は少ないですが、大量に流出すると危険です。そのため、バルーン破損の徴候の有無には、十分な注意が必要です。

　IABP回路には血液と交通する部分はないため、通常、管内に血液が付着することはありません。したがって、ヘリウムガスケーブルに血液が吸い込まれて付着していることを確認した場合、駆動を中止していち早くドクターコールし、抜去などの対処が必要になります。

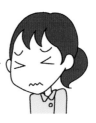

私は、長期使用中に、バルーン破損を経験したことがあります…。

「バルーンの正常動作困難」の多くは、ライン類への圧迫が原因… CHECK 9

　正常動作が困難となった場合は、画面上に何らかのエラーメッセージが表示されますので、その内容に合わせた対処（トラブルシューティング）を行う必要があります。

　ありがちなのは、ヘリウムガスケーブルの延長チューブに関するトラブルです。

> ・延長チューブが外れている
> ・延長チューブがベッド柵に挟まっている
> ・患者の足が動いてしまったことで、延長チューブが
> 　変な形に折り曲がってしまっている　など

　だからこそ、ライン類の環境整備や患者への説明、定期的な安全確認が非常に重要です。

Point 4
日常ケア実施時には「ケアによる合併症の誘発」に注意

　補助循環管理を行っているときは、日常ケアによるリスクを常に意識しなければなりません。よかれと思って実施したケアが、患者の負担や安全管理上のリスクとなる可能性もあるためです。

　IABPで特に注意しなければならない合併症は、カテーテルの刺激による血管損傷です。特に、大血管損傷が生じると大動脈解離が生じるため、注意が必要です。

合併症予防には「カテーテル先端の位置が深すぎないこと」が重要

　IABPを駆動している間は、バルーンが拡張・収縮を繰り返すため、カテーテルの先端が左右に動くこととなります。

　そのため、カテーテルの先端が、大動脈弓側の中枢側（左鎖骨下動脈側）に深く入りすぎてしまうと、バルーンの拡張・収縮のたびに先端が大血管を刺激し、血管損傷を招く可能性があります【図3】。

【図3】 カテーテル先端の適切な位置

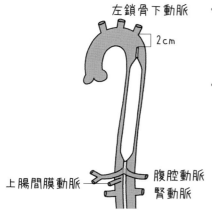

左鎖骨下動脈

2cm

上腸間膜動脈

腹腔動脈
腎動脈

- カテーテルの先端の適切な位置は
「中枢側が左鎖骨下動脈より2〜3cm下」
かつ
「末梢側は腹腔動脈より上」である
- 適切な位置であることを、日々の胸部X線で、
医師とともに確認することが重要

カテーテルの先端位置は「下肢の動き」によって容易にずれる

大腿動脈からカテーテルを挿入している場合、挿入側の下肢を曲げたり過度に伸ばしたりすると、先端の位置は容易にずれてしまうため、体位に注意が必要です。

体位変換時の工夫や調整、そして、安静を維持できるような患者の心身面への支援も重要です。

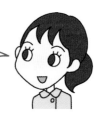

臥床安静による腰痛は必発です。
早期から改善できるような非薬理学的
介入をおろそかにしないことも重要です。

「血栓ができやすい状態」であることを常に念頭に置く

IABPは、大腿動脈に異物（カテーテル）が入っている状態にあります。そのため、抗凝固療法（ヘパリンなど）を併用していたとしても、下肢の血栓塞栓リスクは否めません。

特に、IABPをPCPSと併用する場合には、両大腿動脈を使用する可能性があるので、両側の下肢が血栓塞栓ハイリスク状態であることを認識し、膝窩動脈、足背あるいは後脛骨動脈の触知確認を行います。

「下肢の安静に伴う合併症」にも注意をはらう

上記のほか、尖足や股関節可動域低下などを予防するために下肢の良肢位を保つことや、褥瘡の好発部位である踵の皮膚トラブルに注意すること、腓骨外側の圧迫による腓骨神経麻痺に注意することなど、きめ細やかな配慮も必要になることも念頭に置いておきましょう。

PCPS装着中の患者を
看るときのポイント

【おさらい】 PCPSの全体像

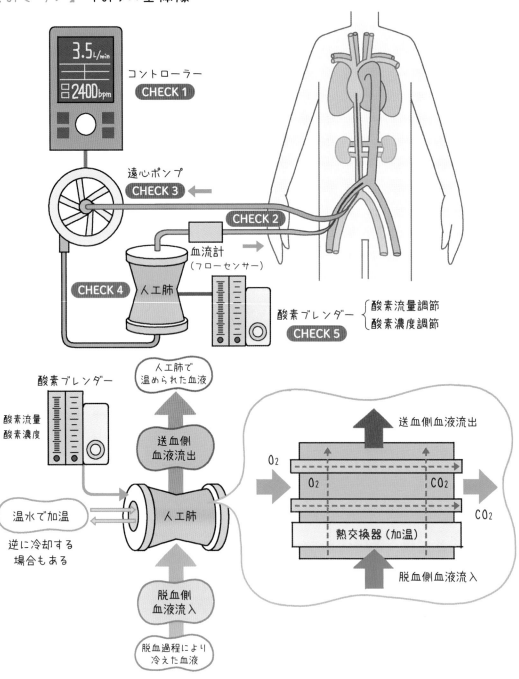

PCPS管理のポイントは、非常にたくさんあります。ここでは、特に私が「経験的に重要」と感じていることを中心にまとめていきます。

IABPと同じ視点で考えていくと、わかりやすいでしょう。

Point ① 「電源」「酸素・空気配管の接続」は必ず確認

PCPSの場合も、正しくコンセントに接続されているか確認します。

加えて、PCPSでは、人工肺を用いてガス交換を行うため、酸素および空気配管への接続を確実に確認することも必要です。

確認すべき項目は多岐にわたりますが、なかでも以下の内容（PCPSを駆動するうえで重要なポイント／かならず確認しなければならないポイント）に的を絞ってまとめます【表1】。

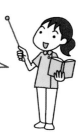

表1の内容が「自施設で使用している機種だと、どこの部分の、何を確認することなのか」を確認しながらチェックしてみてください。

【表1】 PCPS駆動時のチェックポイント

部位・場所	確認項目	理由・留意点
CHECK 1 コントローラー	回転数	• 「遠心ポンプを1分間あたりどのくらい回すか」を示している • 通常、回転数が増えれば、流量も比例して増えていく • 回転数が増えているのに、流量が増えていないときには原因検索が必要 　→脱血不良、脱血する血液が少ない状態（脱水など）の可能性を示唆する
	流量 (flow)	• 「1分間あたり、PCPSからどのくらいの血液を送血しているか」という量を示している • 流量（flow）の表示の近くに、CI（心係数）、SvO$_2$（脱血している混合静脈酸素飽和度）が表示されている場合もある
	血流計	• 「流量（flow）を測定」している送血側のセンサー • 流量が表示されなくなった場合などには、原因検索が必要 　→血流計が外れていたり、測定できなくなっている場合もある。血流計が外れていないのに流量が表示されない場合には、センサー部分にジェルを塗ると改善する

P.108へつづく

表1つづき

部位・場所	確認項目	理由・留意点
CHECK 2 送脱血回路	血液の色 ★暗赤色(静脈血)か新鮮血色(動脈血)か	・通常は「人工肺で酸素化された血液」が流れている送血回路は新鮮血色(脱血回路より明るい)となっている ・送血回路が脱血回路と同じような暗赤色の場合は、酸素供給の異常がないか確認し、すみやかに報告する必要がある ➡人工肺での酸素化能が低下している(人工肺の膜の機能が低下している)疑いがある
CHECK 3 遠心ポンプ	異音 ★「キリキリ」「カタカタ」などの音は異常のサイン	・通常は「モーターが回転する静かな平坦な音」しか聞こえない ・細かなキリキリしている音が鳴っている場合や、カタカタ震えながら音が鳴っている場合などには異常が示唆されるので、経時的な確認が重要 ➡ありがちなのは、遠心ポンプの軸部分に血栓が付着して、異音が生じている場合 ➡筆者は「ポンプ内部の車輪軸が破損して異音と振動が生じていた」という怖い経験をしたこともある
CHECK 4 人工肺	膜の色の変化 ★暗赤色になっていたら血栓のサイン	・人工肺では、細かな繊維の管の中に気体(酸素・空気)を通し、その周囲に血液を流し、ガス交換を行っている ➡人工肺には血栓が生じやすいため、必ず数時間おきに確認する必要がある ・血栓が生じると、人工肺の外観をきめ細かく確認したとき暗赤色に見える部分ができる。血栓を見逃し、体内に流出させると危険なため、注意深く観察することが重要 ➡臨床では、ペンライトの光などを当てながら、見逃しのないようじっくり確認している ・PCPSの管理方法によっては、人工肺で血液の温度調整もしている場合があるため、あわせて温冷程度を確認することも重要 ➡この場合、送血回路も肌温度程度になっている
CHECK 5 酸素 ブレンダー	酸素濃度計	・酸素配管からくる純酸素と、空気配管からくる空気を混合させ、安定した酸素濃度を作れるように調整する部位 ・全身の酸素化を考える場合には、PCPS側の要素(PCPSを介して逆行性に送血する動脈血)、そして人工呼吸管理側の要素(自己肺を経由して自己心拍により流入してくる動脈血)の両方の影響を受けることも考慮する
	酸素流量計	・人工肺の中に「どれくらい酸素を流すか」を調整する部位 ➡酸素流量調整は、人体における肺内の換気状況と等しいため、二酸化炭素の排泄状況の調整にもつながる ・ABGで、$PaCO_2$貯留傾向(呼吸性アシドーシスあるいは代謝性アシドーシスの進行により呼吸代償がうまくいっていない場合など)であれば、人工呼吸器での換気設定に加え、酸素流量調整を行う ・ウェットラング(人工肺に湿気が溜まる場合)への対応として、一時的に酸素流量を上げて水分を勢いよく出すときは、必ず酸素流量を戻す必要がある ➡酸素流量を戻し忘れると、体内で過換気状態になっているのと同じ状況になるので、呼吸性アルカローシスへと進展する可能性もあり得るため、定期的に確認することが重要

Point ② 大血管を用いる「侵襲度が高い管理」であることを念頭に置く

PCPSの場合、動静脈ともに大血管を使用することによるリスクも考えていかなければなりません。以下に、これらに関連する「おさえておきたいこと」をまとめてみました。

おさえること① 脱血管は、なぜ送血管に比べて長い？

PCPSでは、1分間に3〜4Lの血液を送血します。この血流量を確保できるように脱血（血液を体外に引き出す）するには、なるべく太く、血液量が豊富な静脈を選択する必要があります。そうすると、解剖的なベストポジションは右房近くとなるのです。

大腿静脈からアプローチするため、送血管より脱血管のほうが長くなることがわかります。

おさえること② 同側（多くは右側）にPCPS送・脱血管、もう一方にはIABPカテーテル。下肢血流は大丈夫？

重症であればあるほど、カテーテル・チューブ類の挿入本数は増えるものです。PCPSとIABPを併用するような患者は、心機能も悪く、カテコラミン（特にノルアドレナリンなどの血管作動薬系）なども多く使用しています。そのため、特に下肢の血流は、送・脱血管による物理的な血流阻害に加え、末梢循環不全が助長されている状況にあると考えられます。

このような状況に伴うトラブルを回避するために、PCPS回路の一部を工夫して、下肢血流を維持する管理方法を併用していく場合もあります【図2】。

【図2】 下肢血流を維持するための工夫

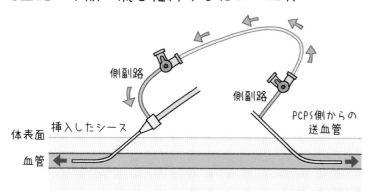

側副路

側副路

挿入したシース

PCPS側からの
送血管

体表面

血管

末梢側（足側）

• 大腿動脈に挿入されている送血管は、胸部大動脈側に向けて逆行性に送血している
• 送血回路側の側副路を利用し、末梢側にも血流を分け入れられるよう、送血管の対側方向にシースを挿入し、シースの側副路と送血管の側副路をバイパスする

この方法を行っている場合、ドップラーで足背・後脛骨動脈などの血流を確認するときは、注意が必要です。

自己心拍下でのドップラーの血流音は「ドックンドックン」という拍動性が聴取できるのが正常です。しかし、下肢血流を維持する管理方法を行っている場合には、PCPSから流入してくる血流を拾うので、ドップラーの血流音は「サーサーサー」という連続性の音に変化します。原理からもわかるように、それが正常音であることを忘れないようにしておきましょう。

おさえること③ 鼠径部から太い血管にアプローチするときのリスクは？

鼠径部からアプローチする際には、腹腔内出血や後腹膜出血の可能性を念頭に置く必要があります【図3】。穿刺部位からの出血は目視で確認できますが、腹腔・後腹膜腔は物理的に出血を許容すること、目視ができないことから、早期発見が困難な場合があるからです。

【図3】 鼠径部の血管走行

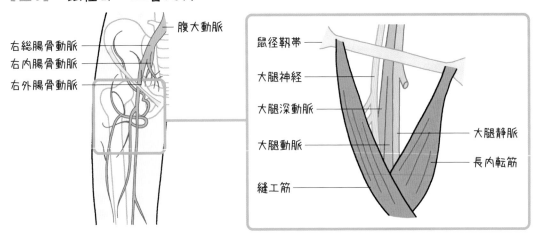

・鼠径部は、大腿動脈が最も体表面に近く、拍動も感じやすい部位である
・穿刺部位としては、鼠径靱帯より2〜3横指が最適
・鼠径靱帯を越えると、大腿動脈は骨盤腔内に入って後方に曲線を描き、血管走行が変化する（解剖学的特徴）

少量の出血の持続（血管外に漏れている程度）は、バイタルサイン変化からでは読み取れない可能性があります。そのため、ABG測定時の血液データ変化（ヘモグロビン濃度やヘマトクリット値の変化）などにも敏感にならなければなりません【表2】。

大腿動脈穿刺や送血・脱血管の挿入は、医師が行う処置です。しかし、処置中の経過を注意深く観察しつつ、大腿部および骨盤腔内の局所解剖をイメージしてその後の観察に生かしていくことは、とても重要なポイントです。

【表2】 挿入中・抜去時に腹腔内出血・後腹膜出血のリスクが高くなる例

ハイリスクとなる場合	理由
挿入時に複数回穿刺している	・穿刺を失敗した箇所から血管外に出血する可能性がある
鼠径靱帯側に近い（あるいは越えて中枢側）部位に穿刺している場合	・鼠径靱帯より中枢側は、腹腔内に血管が位置する ・動脈は骨盤内後方に沿って走行するので、動脈穿刺をした場合、体表面側から止血ができなくなる可能性がある

機器管理・ケア実践のポイント：PCPS

IABPについて

禁忌
- 大動脈弁閉鎖不全症（AR）
  ➡ 逆流が助長するため
- 血管病変（胸部大動脈瘤、閉塞性動脈硬化症など）
- 胸部大動脈以降の血管蛇行、変化は要注意
- 血液凝固能異常、DIC

急性冠症候群ガイドライン（2018年改訂版）では…

導入	離脱
・明確な記載はない	・明確な記載はない

臨床的理解（めやす）では…

導入	離脱
・治療的と予防的がある ・心原性ショック ・難治性心室不全・不整脈（虚血を伴う） ・心負荷のある手術などでの心補助 ・CAG、PCI時の心補助など ・収縮期血圧＜80mmHg ・CI＜2.0L/分/m² ・PAWP＞20mmHg ・尿量＜0.5mL/kg/時、末梢循環不全	・収縮期血圧＞80mmHg ・CI＞2.0L/分/m² ・PAWP＜20mmHg ・尿量＞0.5mL/kg/時、末梢循環不全の改善

ここで示したのは、あくまでもめやすです。
各施設で定められている指標・基準に従って、
導入・離脱を行ってください。

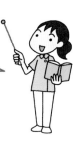

PCPSについて

禁忌
- 大動脈弁閉鎖不全症（AR）
  - ➡ 逆流が助長するため
- 血管病変（胸部大動脈瘤、閉塞性動脈硬化症など）
- 胸部大動脈以降の血管蛇行、変化は要注意
- 血液凝固能異常、DIC

急性冠症候群ガイドライン（2018年改訂版）では…

導入	離脱
• 来院時に心肺停止で二次救命処置（ACLS）に無反応の場合 • 循環動態の完全破綻には至っていないが致死性不整脈があり、カテコラミン不応性の低心拍出量により心原性ショックを示す場合 • 機械的合併症による循環不全 → 心室中隔穿孔（VSP）	• 心機能が回復した場合 • 流量を1.0L/分まで減量し、心機能、循環不全の指標に問題がなければ、ON-OFFテストで評価し、離脱することが多い • 一般に血圧、心拍数、左室壁運動、LVEF、CI、呼気終末二酸化炭素濃度、尿量などを検討して離脱を考える

臨床的理解（めやす）では…

導入	離脱
• 収縮期血圧＜80mmHg • CI＜2.0L/分/m² • PAWP＞20mmHg • CVP＞22mmHg • 尿量＜0.5mL/kg/時、末梢循環不全 • SvO₂＜65％	• 収縮期血圧＞80mmHg • CI＞2.0L/分/m² • PAWP＜20mmHg • CVP＜22mmHg • 尿量＞0.5mL/kg/時、末梢循環不全の改善 • SvO₂＞65％、基準値コントロール可能

文献

1. 日本循環器学会，日本冠疾患学会，日本胸部外科学会 他編：急性冠症候群ガイドライン2018年改訂版.
   https://www.j-circ.or.jp/cms/wp-content/uploads/2020/02/JCS2018_kimura.pdf［2022.6.17アクセス］.

資料 ② 本書に出てくる主な略語

Ⓐ

A	artery	動脈
ABG	arterial blood gas	動脈血ガス
ACLS	advanced cardiac life support	二次救命処置
ACP	advance care planning	アドバンス・ケア・プランニング
AED	automated external defibrillator	自動体外除細動器
AKI	acute kidney injury	急性腎傷害
AR	aortic regurgitation	大動脈弁閉鎖不全症
AS	aortic stenosis	大動脈弁狭窄症
aVL	augmented vector of left arm	左手増高単極肢誘導

Ⓑ

BP	blood pressure	血圧
BT	body temperature	体温

Ⓒ

CAG	coronary angiography	冠動脈造影
CaO_2	arterial oxygen content	動脈血酸素含量
CCU	coronary care unit	冠疾患集中治療室
CI	cardiac index	心係数
CO	cardiac output	心拍出量
CvO_2	mixed venous oxygen content, oxygen content in mixed venous blood	混合静脈血酸素含有量
CV	central vein	中心静脈
CVP	central venous pressure	中心静脈圧

Ⓓ

DBP	diastolic blood pressure	拡張期圧
DIC	disseminated intravascular coagulation	播種性血管内凝固症候群
DNAR	do not attempt resuscitation	蘇生適応除外
DO_2	oxygen delivery	酸素運搬量

DOA	dopamine	ドパミン
DOB	dobutamine	ドブタミン

E

ELNEC-JCC	end-of-life nursing education consortium- Japan Critical Care	エンドオブライフケアに関する標準プログラム

F

FiO2	fraction of inspired oxygen concentration	吸入気酸素濃度

H

Hb	hemoglobin	ヘモグロビン
HR	heart rate	心拍数

I

ICU	intensive care unit	集中治療部、集中治療室

L

Lac	level of lactate	乳酸値
LAP	left atrial pressure	左心房圧
LVEF	left ventricular ejection fraction	左室駆出率
LVEDP	left ventricular end-diastolic pressure	左室拡張終末期圧

M

MODS	multiple organ dysfunction syndrome	多臓器機能不全症候群

O

O2ER	oxygen extraction ratio	酸素摂取率

P

PaCO2	partial pressure of arterial carbon dioxide	動脈血二酸化炭素分圧
PAP	pulmonary arterial pressure	肺動脈圧
PaO2	partial pressure of arterial oxygen	動脈血酸素分圧
RAWP	pulmonary artery wedge pressure	肺動脈楔入圧

PCI	percutaneous coronary intervention	経皮的冠動脈インターベンション
PDE	phosphodiesterase	ホスホジエステラーゼ
PEEP	positive end-expiratory pressure	呼気終末陽圧換気
pH	potential of hydrogen	水素イオン指数
PICS	post intensive care syndrome	集中治療後症候群
PO_2	partial pressure of oxygen	動脈酸素分圧
PSP	peak systolic pressure	最大収縮期圧
PvO_2	mixed venous oxygen pressure	混合静脈血酸素分圧

R

RAP	right atrial pressure	右房圧
RR	respiratory rate	呼吸回数

S

SaO_2	arterial oxygen saturation	酸素飽和度
$ScvO_2$	central venous oxygen saturation	中心静脈血酸素飽和度
SpO_2	saturation of percutaneous oxygen	経皮的動脈血酸素飽和度
SV	stroke volume	一回拍出量
SVR	systemic vascular resistance	末梢血管抵抗
SVRI	systemic vascular resistance index	体血管抵抗係数，全身血管抵抗係数
SvO_2	mixed venous oxygen saturation	混合静脈血酸素飽和度

V

V	vein	静脈
V-A ECMO	veno-arterial extracorporeal membrane oxygenation	循環ECMO
VO_2	oxygen consumption	酸素消費量
V-V ECMO	veno-venous extracorporeal membrane oxygenation	呼吸ECMO
VSP	ventricular septal perforation	心室中隔穿孔

参考文献

1. 日本循環器学会，日本心不全学会，日本胸部外科学会 他編：2021年 JCS/JHFS ガイドライン フォーカスアップデート版 急性・慢性心不全診療. https://www.j-circ.or.jp/cms/wp-content/uploads/2021/03/JCS2021_Tsutsui.pdf[2022.6.17アクセス].
2. 日本循環器学会，日本冠疾患学会，日本胸部外科学会 他編：急性冠症候群ガイドライン2018年改訂版. https://www.j-circ.or.jp/cms/wp-content/uploads/2020/02/JCS2018_kimura.pdf[2022.6.17アクセス].
3. Silbernagl S, Lang F著，松尾理監訳：カラー図解 症状の基礎からわかる病態生理 第2版. メディカルサイエンスインターナショナル，東京，2011.
4. 副島昭典，小池秀海 編著：疾患への理解を深める病態生理学. 東京医学社，東京，2013.
5. 日本臨床薬理学会 編：臨床薬理学第3版. 医学書院，東京，2011.
6. 小尾口邦彦：こういうことだったのか!! ECMO・PCPS. 中外医学社，東京，2020.
7. 川上将司：明日のアクションが変わる 補助循環の極意 教えます. 中外医学社，東京，2018.
8. 山名比呂美：はじめての補助循環. メディカ出版，大阪，2013.
9. 湊谷謙司 編：補助循環、ちゃんと教えます。新人にわかる言葉・イラスト・写真で解説！. メディカ出版，大阪，2021.
10. 氏家良人監修，市場晋吾，竹田晋浩 編：呼吸ECMOマニュアル. 克誠堂出版，東京，2014.

索引

ICUナースが書いた
補助循環の管理がもっとできるようになる本

2022年7月27日 第1版第1刷発行

著　者　齋藤　大輔

発行者　有賀　洋文

発行所　株式会社 照林社

〒112-0002

東京都文京区小石川2丁目3-23

電　話　03-3815-4921（編集）

03-5689-7377（営業）

http://www.shorinsha.co.jp/

印刷所　共同印刷株式会社

検印省略（定価はカバーに表示してあります）

ISBN978-4-7965-2563-3

©Daisuke Saito/2022/Printed in Japan